U0275365

中国心胸血管麻醉学会

Chinese Society of Cardiothoracic and
Vascular Anesthesiology

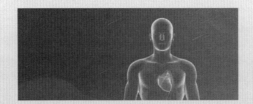

GENERAL
EDUCATION 通识教育
大学生

"健康中国2030"素质教育系列教材

Cardio-pulmonary Resuscitation Training Manual

心肺复苏急救技术培训

徐建红　主　编 ■

孙建良　周大春　副主编 ■

李立环　敖虎山　陈　志　顾　问 ■

ZHEJIANG UNIVERSITY PRESS
浙江大学出版社

图书在版编目(CIP)数据

心肺复苏急救技术培训 / 徐建红主编. —杭州：
浙江大学出版社,2019.11(2020.10 重印)
ISBN 978-7-308-19665-9

Ⅰ. ①心… Ⅱ. ①徐… Ⅲ. ①心肺复苏术－技术培训
－教材 Ⅳ. ①R605.974

中国版本图书馆 CIP 数据核字(2019)第 236061 号

心肺复苏急救技术培训

徐建红　主编

策划编辑	阮海潮
责任编辑	阮海潮(ruanhc@zju.edu.cn)
责任校对	王安安
封面设计	续设计
出版发行	浙江大学出版社
	(杭州市天目山路 148 号　邮政编码 310007)
	(网址:http://www.zjupress.com)
排　　版	浙江时代出版服务有限公司
印　　刷	嘉兴华源印刷厂
开　　本	880mm×1230mm　1/32
印　　张	3.25
字　　数	70 千
版 印 次	2019 年 11 月第 1 版　2020 年 10 月第 4 次印刷
书　　号	ISBN 978-7-308-19665-9
定　　价	30.00 元

本书由
中国心胸血管麻醉学会
组织编写

《心肺复苏急救技术培训》
编委会名单

顾　问　李立环（中国心胸血管麻醉学会会长）

　　　　　敖虎山（中国心胸血管麻醉学会秘书长）

　　　　　陈　志（北京急救医疗培训中心主任）

主　编　徐建红（浙江大学医学院附属第四医院、第一医院）

副主编　孙建良（浙江大学医学院附属杭州市第一人民医院）

　　　　　周大春（浙江大学医学院附属邵逸夫医院）

编　者（按姓氏汉语拼音排序）

　　　　　陈新忠（浙江大学医学院附属妇产科医院）

　　　　　孙建良（浙江大学医学院附属杭州市第一人民医院）

　　　　　王奎荣（浙江大学医学院附属第一医院）

　　　　　徐建红（浙江大学医学院附属第四医院、第一医院）

　　　　　姚永兴（浙江大学医学院附属第一医院）

　　　　　赵海格（浙江大学医学院附属第一医院）

　　　　　周大春（浙江大学医学院附属邵逸夫医院）

　　　　　周建仓（浙江大学医学院附属邵逸夫医院）

　　　　　祝继洪（浙江大学医学院附属邵逸夫医院）

　　　　　朱智瑞（浙江大学医学院附属儿童医院）

序

　　心跳呼吸骤停不仅可随时发生于患病人群，即使健康人群也有随时发生心跳呼吸骤停的危险，除常见的溺水、电击和创伤外，剧烈的体育活动、疲劳、不明原因引发的迷走神经亢奋、酗酒等也可致突发心跳呼吸骤停。正如该书编者们所描述的那样，心肺复苏技术的普及不仅具有明确的社会意义，更是一个国家或民族文明程度的体现。

　　中国心胸血管麻醉学会是历经原国家卫生和计划生育委员会、民政部和国务院的层层审议，最终由民政部批准成立的国家一级学术团体，具有独立法人资格。中国心胸血管麻醉学会开展的最重要的公益活动之一就是在全社会普及推广心肺复苏技术。由中国心胸血管麻醉学会常务理事、浙江大学医学院徐建红主任主编、面向大学生的《心肺复苏急救技术培训》正是中国心胸血管麻醉学会在全国普及推广心肺复苏技术的体现。大学生是社会最具有朝气、思想最为活跃、接受新鲜事物最快、肩负着最多使命的群体。大学生接受规范的心肺复苏急救知识与技能的培训，除可提升自身能力、提高综合素质、增强社会责任感外，也是在向全社会宣传心肺复苏的重要性，对提高国民的文明程度具有重要意义。

中国心胸血管麻醉学会会长

国家心血管病中心、中国医学科学院阜外医院教授、博士生导师

李立环

2019 年 10 月于北京

前　言

近年来，随着我国社会人口的老龄化、群众性体育运动和健身活动的日益普及、交通事故的日益增多等，公共场所心跳呼吸骤停事件的发生相当常见。众所周知，心跳呼吸骤停是非战争年代威胁人类健康和生命的重要杀手，其救治关键是尽早发现，并第一时间启动应急系统，开始规范有效的心肺复苏（包括胸外按压、体外除颤以及人工呼吸等）。研究表明，心肺复苏知识的普及和急救技能的培训有助于目击者对心跳呼吸骤停患者进行正确评估，并尽早采取及时有效的救助行动，如拨打急救电话、拿自动体外除颤仪（AED）、开始心肺复苏等基础生命支持。

目前通俗易懂的适用于高校的普及型心肺复苏教材在国内还是一个空白，这也在一定程度上影响了向公众普及心肺复苏技术的进程和培训效果。

鉴于此，中国心胸血管麻醉学会组织相关专家编写了主要面向大学生的《心肺复苏急救技术培训》一书。本书有三个特点：一是知识新颖，本书参考国际通用的美国心脏协会（AHA）"心肺复苏指南 2015 版"，全面反映了目前心肺复苏的最新进展；二是规范实用，参编人员均是目前活跃在临床一线且具有丰富心肺复苏理论、操作与培训技能的医学院附属医院的专家、教授或主任；三是图文并茂，本书每个关键的心肺复苏步骤均配有标准规范的真人操作照片，这些生动的图片主要来源于北京急救医疗培训中心。全书共分六章，第一章绪论简述了心肺复苏的历史和现状；第二章介绍心肺复苏相关的解剖及生理知识；第三至五章分别介绍成人基础生命支持、婴幼儿及儿童基础生命支持和自动体外除颤仪在心肺复苏中的应用；第六章介绍了气道开放、解除窒息与人工呼吸方法。

本书虽历经一年集诸多专家之力撰成，但由于编写经验不足，加之急救设备和技术水平的快速发展，难免挂一漏万，望各位同道、老师和同学在阅读、培训、使用与操作过程中提出宝贵的意见和建议，以便今后再版时进一步修订与完善。

在此教材出版之际，特别感谢中国心胸血管麻醉学会会长李立环教授、秘书长敖虎山教授，中国心胸血管麻醉学会急救与复苏分会主委、北京急救医疗培训中心主任陈志教授以及许多同道和心肺复苏志愿者对本书编写的大力支持！

编　者

2019 年 10 月于杭州

目 录
CONTENTS

第一章 绪 论

——心肺复苏的历史与现状

第一节 心肺复苏的历史

心肺复苏技术是人类千百年来在濒死患者的抢救过程中不断探索、思考、积累而获得的经验和智慧的结晶,其目的就是让患者从"死亡"的边缘得以拯救而获得一线生机,而事实证明这一技术确实是危急关头挽救患者生命的最重要的手段之一。

一、古代的复苏术

无论中外,人们在实践过程中发现并总结了一些复苏方法,这些方法可谓五花八门。

(一)利用体位进行复苏

在没有电、没有汽车等现代文明产物的时代,溺水是意外死亡的主要原因,故当时复苏术的发展主要与救助溺水者息息相关。约 3500 年前，埃及人发明了倒挂法，即将溺水者双脚挂在树上，以排除肺内的积水，并通过胸腔内压力的变化来帮助溺水者呼吸。在 18 世纪，人们又发明了"酒桶复苏法"（图 1-1）和"马背复苏法"（图 1-2）。"酒桶复苏法"，就是将患者俯卧于酒桶上，施救者用手拉起患者的双下肢，将患者前后拖动，随着酒桶的滚动，患者的胸内压将发生变化，从而引起通气。所谓"马背复苏法"，就是将患者横向俯卧在马背上，当马跑动时，马背上的患者会随其颠簸而使胸部周期性地受压放松，致胸内压产生有节律的变化，从而促进呼吸的恢复。

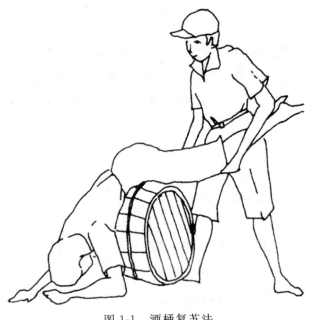

图 1-1　酒桶复苏法

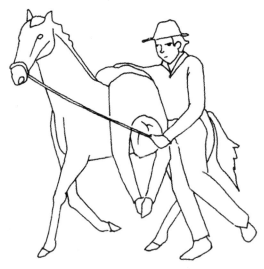

图 1-2　马背复苏法

(二)通过提高体温进行复苏

很早以前人们发现生命终止时躯体会变凉,因而将生命与温度的变化联系起来,并由此想出了许多提高体温的复苏方法。比如用风箱将壁炉里的热空气和烟吹入濒死者的口内;将热灰烬或热水直接放于患者身体上;为溺水者洗热水澡,在附近点炉火或将其埋入暖沙中;或直接用身体为被抢救者取暖;等等。

(三)利用刺激进行复苏

通过各种方法刺激濒死患者使其意识恢复。这些方法包括1000多年前中国古代的针刺人中穴位法、用羽毛刺激溺水者咽喉部诱发呕吐法、用烟草或浓香料的烟雾熏蒸直肠法;19世纪俄国人使用的冷水刺激法;另外还有高声喊叫、掌击、摩擦躯干、给患者闻有刺激性气味的气体（例如氨）等方法，甚至用鞭笞的办法，用于复苏的尝试。

(四)通过人工呼吸复苏

中国古老的《中藏经》中记载了口对口呼吸抢救缢死者的方法。《圣经》描述了公元前 800 年 Elisha 采取口对口通气的方法成功抢救 1 名呼吸停止患儿的故事。公元 175 年，希腊人 Galen 首次描述了用风箱通气抢救患者的方法，他将风箱与一管道连接，并将管道置于患者口中再挤压风箱，他认为这种方式可以引起患者肺扩张。公元 200 年左右，我国外科鼻祖华佗在抢救心跳呼吸骤停的患者时，应用了胸外心脏按压与人工呼吸，这是世界医学书籍中关于胸外心脏按压与口对口人工呼吸最早的比较详尽的记述。1744 年，Tossach 报道第一例口对口人工呼吸成功。1892 年，法国人推荐使用牵拉舌头法，即设法打开患者的口腔，用力而有节律地把舌头拉出与回复以建立人工通气。

二、现代心肺复苏术

现代心肺复苏术起源于 20 世纪 50—60 年代。1955 年，天津医学院王源昶教授在手术室用体外心脏按压术成功复苏了一位心脏骤停患者。1956 年，Zoll 首次报道应用电击除颤/复律成功抢救一例室颤患者。1958 年，美国 Pater Safar 发明了口对口人工呼吸。1960 年，Kouwenhoven 发明胸外心脏按压术。口对口人工呼吸与胸外心脏按压两种方式的结合使复苏成功率大大提高，这两种技术的结合也成了现代心肺复苏与心血管急救的里程碑。

现代心肺复苏术建立了规范的抢救流程,即 A(airway,开放气道)、B(breathing,通气,即口对口、口对鼻或口对面罩人工通气)、C(circulation,人工维持循环,即胸外心脏按压)、D(defibrillation,电击除颤/复律)。口对口人工呼吸、胸外心脏按压、体表电击除颤/复律是现代心肺复苏的三要素。1962 年,Pater Safar 将心肺复苏的过程划分为三期:第Ⅰ期是基础生命支持(basic life supoport,BLS);第Ⅱ期是高级生命支持(advanced cardiac life support,ACLS);第Ⅲ期是延续生命支持(prolonged life support,PLS)。1961 年,Lown 等人发明了心脏电击除颤/复律法,这是心肺复苏史上又一个新的里程碑。1963 年,潘特德哥和盖得医师成功地装备了第一辆有冠心病监护设备的救护车,监护设备来自医院的冠心病监护室,其中包括一名内科医生。世界上第一支院前急救队伍就这样建立了。现代心肺复苏突出一个"早"字,人们在实践过程中逐步认识到及时发现、及时诊断、及时抢救、及时脑保护是复苏成功的关键。

1974 年,美国心脏协会(American Heart Association,AHA)制定了第一个心肺复苏指南,这不仅提高了公众的急救能力,普及了心肺复苏知识,同时也促进了临床和基础学科对复苏技术的研究。1992 年,美国心脏协会提出了"生命链"这一心肺复苏的概念,这个概念认为,心脏骤停患者的抢救过程中存在着一条无形的"链",这条链由四个环节组成,这四个环一环套着一环,环环相扣,紧密相连成为一条使生命延续的链,其中任何一环脱节,都会导致复苏失败。

生命链主要强调现场急救过程中及时实现"四早"：尽早识别紧急状况并启动紧急医疗服务系统（emergency medical service system，EMS，又叫应急反应系统）；尽早心肺复苏（cardio pulmonary resucitation，CPR）；尽早使用除颤仪除颤；尽早进行高级生命支持。生命链复苏概念的提出显著提高了心肺复苏的成功率，因此这一概念很快得到了全球化的认可与普及。2000 年，现代心肺复苏经过近 40 年的发展，其操作步骤已经形成了国际通用的 9 步法，按英文单词首字母顺序排列为：A（airway，开放气道）、B（breathing，正压人工通气）、C（circulation，人工维持循环）、D（drug，药物治疗或 defibrillation，电击除颤/复律）、E（electrocardiogram，心电监护）、F（fibrillation，电击除颤/复律）、G（gauge，评估分析）、H（hypothermia，低温脑保护）、I（intensive care unit，重症监测与治疗）。在 2005 年国际心肺复苏与心血管急救共识会议上，具有划时代意义的《国际心肺复苏指南 2005》终于面世，该指南重点关注的问题是如何改进与简化心肺复苏培训程序，在患者发生心脏骤停时（后）能够尽快得到准确、有效的心肺复苏抢救，最终提高心肺复苏的成功率。《国际心肺复苏指南 2005》的发布对于在普通人群中普及心肺脑复苏基本知识和基本技能，使经过培训的普通人群在目击患者心跳呼吸停止后的黄金 4 分钟内对其实施及时、有效的急救，对于提高抢救的成功率、提升和恢复患者的生活质量、减少残疾率、降低医疗费用、减少各种资源的支出都具有重大的意义。在实践过程中，美国心脏协会分别于 2010 年、2015 年对指南进行了更新，《心肺复苏及心血管急救指南更新》于 2015 年 10 月发布,更新的内容很多,比如对成人胸外按压的频率限定为 100～120 次/分,按压深度为 5～6 厘米,按压间隙避免倚靠在患者胸壁上,使胸廓充分回弹,同时更强调尽早使用自动体外除颤仪(automated external defibrillator,AED),强调现代通信设备的使用、团队合作、尽量缩短从判断到开始按压的间隔时间等,本教材也是围绕 2015 版的更新要点进行编写的。

目前,心肺复苏面临的重点和难点在于脑复苏无突破性进展。人脑有 100 多亿个神经细胞,1000 多亿个胶质细胞,500 多万亿个神经突触。成人脑重量为全身重量的 2%,而耗氧量却占全身耗氧量的 20%,血供占心排血量的 15%,因脑代谢需大量的能量和氧,所以大脑是人体重要而又脆弱的器官。血液循环骤停 10 秒钟脑氧储备耗尽;20～30 秒钟脑电活动消失,脑电图呈一直线。濒死状态喘息可持续 60 秒钟,60 秒钟后呼吸停止,瞳孔散大;缺氧 4 分钟后糖无氧代谢停止,5 分钟后三磷酸腺苷(ATP)枯竭、能量代谢完全停止。缺氧 4～6 分钟后脑神经元可发生不可逆的病理改变。各种原因导致的心脏骤停以后,50% 以上恢复自主循环的患者死于神经损伤,20% 以上的幸存者有严重的神经系统后遗症。复苏成功与否,不仅体现在心跳呼吸是否恢复,而且在很大程度上取决于中枢神经功能恢复的程度。因此现代医学已将心肺复苏扩展为心肺脑复苏。脑复苏被推至复苏的前沿,脑复苏能否成功决定了患者复苏后的生存质量。而成功脑复苏的前提是心脏骤停患者能在最短时间内(所谓的"黄金 4 分钟")得到有效的心肺复苏,因此,在全民特别是在大学生中普及心肺复苏技术,使更多的意外心搏停止患者能在院前第一时间(4～6分钟内)得到有效的心肺复苏,对于提高我国目前心肺脑复苏的整体质量、降低复苏后患者严重神经系统并发症的发生率具有不可估量的意义和社会经济价值。

第二节　我国心肺复苏技术推广的现状与意义

近年来,心血管疾病已成为头号健康杀手。据统计,我国每年大约有 54 万人发生心源性猝死,平均每分钟就有 1 例猝死发生,80％的院前心源性猝死患者在医务人员到达前死亡。当心脏骤停后大脑皮层能够耐受的存活时间只有4～6分钟,之后便开始不可逆的死亡进程,这个时间窗被称为"黄金4分钟"。对于心脏骤停患者,必须由第一目击者在现场就开始实施心脏按压等一系列抢救措施。

根据 2015 年美国心脏协会的统计,美国心脏骤停患者脑复苏的抢救成功率平均为 9％,部分城市和地区可达50％。而我国大城市的平均水平不到 1％,即便是在北京、上海、广州等心肺复苏技术普及率比较高的城市成功率也不足 3％,广大中西部和农村地区则更低,这和我国公众的急救知识与技能普及率偏低有着直接关系。

心脏骤停后急救质量与医疗水平的高低几乎没有相关性,这是因为心脏骤停后患者在 4～6 分钟的"黄金期"内如果得不到及时抢救复苏,就会造成患者脑部和其他人体重要器官组织发生不可逆的损害。在我国，一般从拨打"120"到急救车抵达基本都超过 6 分钟，因此对心脏骤停的急救必须在救护车抵达前就展开。其实只要参加心肺复苏技术的培训，经过合格培训的人员就能在患者心跳停止的"黄金期"内进行有效的急救，挽救患者的生命。如果全民普及心肺复苏技术，每年约 20 余万猝死患者将可能有挽回生命的机会。遗憾的是我国心肺复苏技术的普及率很低，2015 年数据显示，在美国约有 55％的公民接受过心肺复苏术相关急救培训，德国则高达 80％，但在我国，即便在急救知识普及率最高的上海市，该比例也只有 15％左右。由此可以看出，我国与发达国家在心肺复苏术(CPR)普及方面的差距非常显著。培训与普及心肺复苏急救意识、知识与技能十分必要。

近年来虽然我国也一直强调全民进行心肺复苏的培训，但收效甚微，原因是思想上没有引起足够的重视，急救意识非常薄弱，急救知识的普及远远不够。人们往往把"急救"这种事单纯地认为只是医生的事，对于有人突发心跳呼吸骤停，只知道拨打"120"急救电话，而根本不懂得如何在专业急救人员到来之前即开始实施有效的心肺复苏。因此，我国心肺复苏的普及工作任重而道远。

第三节　大学生要成为心肺复苏技术普及的中坚力量

　　心肺复苏技术又被称为"第一救命术",因为它是所有急救技能中最基本、最重要的一项。当你看到有人发生心脏骤停——没有意识、没有呼吸或仅有濒死样呼吸时,立即对他或她实施心肺复苏,就有可能挽救该患者的生命,心肺复苏越早进行,成功复苏的概率就越高。心肺复苏技术并不高深,但在临床上要做到规范操作、有效抢救也不容易。因此,建立先进的心肺复苏技术推广培训体系,提高心肺复苏技术普及率是一项利国惠民的有益行动。

　　在美国几乎人人都知道如何实施心肺复苏,原因在于美国的教育。从小学甚至幼儿园就开始普及心肺复苏等急救常识的培训,目的就是让每一个普通人在遇到身边发生猝死事件时,能在救护车赶到之前充当临时的救护员。不仅如此,在超市、餐厅等公共场所都设有简易心脏除颤仪器,即使不是专业医务人员,也能根据简单的操作步骤来实施除颤。大学生是祖国的未来,是思想最活跃、接受新鲜事物最快、肩负着最多使命的群体,通过大学阶段的学习,大学生要成为理想远大、勇于创新、德才兼备、视野开阔、胸怀宽广、全面发展、充满大爱和大善的人。让大学生接受系统、规范的急救知识与技能的培训,可以增强自身能力,提高综合素质,同时在全社会各领域形成急救知识的宣传网络,提高公众对突发事件的应急与救援能力。大学生毕业后将走上各种岗位,成为社会的中坚力量,心肺复苏(CPR)技能既是自身能力和素质的体现,更是先进文明社会的需求。通过大学生的传播和引导,可以使更多的普通民众掌握院前急救基本知识,发挥"第一目击者"的作用。这项技能的掌握,不仅可以救命,也是传播爱与善意的过程,一颗心,一双手,让世界充满爱。急救只在分秒间,只有规范正确的急救才能有效地救助生命。

心肺复苏作为一种个人技能,除了理论学习,更重要的是操作练习。配合本教材,在教学过程中需要加上模拟练习。通过模拟练习,才可以使学员心领神会,将来才能在毫无准备的突发现场自信地出手实施CPR。但这里必须强调,不可以在真人身上练习心肺复苏。胸外按压可以诱发心律失常,甚至导致心脏骤停。培训时请在老师指导下在模拟人身上练习。参加培训时请穿着轻便舒适的服装。如果你有腰、手臂等伤痛,请向老师说明,询问是否适合参加练习。

第四节 中国心胸血管麻醉学会在心肺复苏技术普及中的作用

中国心胸血管麻醉学会是一级学会,成立于2015年3月,学会汇聚了国内外优秀的心胸血管麻醉领域及其他领域的专家,他们中许多也是心肺复苏的专家,具有丰富的理论基础和技术经验。学会立足于公益,致力于推广科学规范的心肺复苏技术。2015年7月,学会启动了"心手相连 点亮生命"心肺复苏公益培训活动,先后在内蒙古阿尔山、辽宁抚顺、江西瑞金、陕西西安、浙江杭州、福建福州、福建厦门、广东广州、云南大理、浙江温州、天津、广西南宁、重庆、甘肃甘南、辽宁沈阳等地开展针对社会公众的心肺复苏技术公益培训,并先后举办了多期讲师培训班,培训讲师逾千名,并连续几年进行了"川藏行""天山行""云南行"等大型公益活动,将心肺复苏培训的种子越播越广。学会坚信,只要持之以恒地在全国各地进行心肺复苏的公益培训,就可让心肺复苏成为公众的一种常态化、普及化活动,从而最大程度地挽救生命、降低死亡率,缓解病痛和减少伤残,提高人民健康水平。同时推进从法律上授权,使实施现场心肺复苏的人员得到法律的保护。

学会将致力于将现代救护理论和实践相结合,加强对心肺复苏技术的研究,不断创新,不断丰富培训内容,建立先进的心肺复苏技术推广培训体系,具体将从以下四个方面推进:一是推进法律法规建设。贯彻依法治国理念,推进依法依规开展培训、明确每个公民应尽的施救义务、保护施救者的权益等法律法规的建设。这是活动长期稳定开展的基础保障之一。二是建立证书效期制、重复培训制度,保证长期稳定的培训场地或教室,公众可以重复参加培训,经现场考核合格后获得证书。活动的可重复性是保证心肺复苏培训持续开展的条件之一。三是编写与出版我国心肺复苏普及培训教材及定期更新制度。四是推进建筑物和公共场所设立自动体外除颤仪(AED)的建筑标准。

　　希望我们携起手来,共同努力,早日达到全民普及心肺复苏的目标,传播大爱和大善!

(徐建红)

第二章 心肺复苏相关
解剖及生理

　　心脏是人体最重要的器官之一,是整个血液循环中推动血液流动的泵,这类似于汽车的"发动机"。这个"发动机"主要由心脏的四个腔(右心房、右心室、左心房、左心室)以及功能完整的四组瓣膜(二尖瓣、三尖瓣、主动脉瓣及肺动脉瓣)共同组成,以驱动血液分别通过主动脉和肺动脉进入体循环和肺循环,为组织器官提供氧合的血液,从而维持机体正常的代谢和功能。大量的研究和实践证明,发生心脏骤停后实施胸外按压技术是患者复苏的最重要的措施。经过探索研究,人们已基本明确了这一技术在心脏骤停时维持机体血液流动的机制。

第一节 心脏的位置

　　心脏的外形接近一个圆的三面锥体,位于胸腔中部纵隔内,心脏的 2/3 部分位于人体正中的左侧,1/3 部分在右侧(图 2-1)。

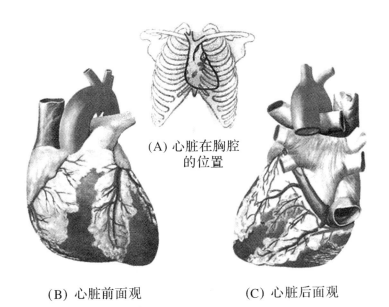

(A) 心脏在胸腔
的位置

(B) 心脏前面观　　　　　　　(C) 心脏后面观

图 2-1　心脏的形态

第二节　心脏房室腔、瓣膜、
房室间隔及心包的解剖

如图 2-2 所示,心脏的右外缘主要由右心房构成,由位于前部的固有心房和位于后方的静脉窦组成。右心房血液的流入口为上、下腔静脉,血液的流出口为三尖瓣。左心房是心脏四腔中位置最后的,血液通过肺静脉流入左心房,通过二尖瓣瓣口与左心室相通。右心室是心脏四腔中位置最前的,位于右心房的左前下方,右心室腔呈半月形,以室上嵴为界分为流入道及流出道两部分。左心室在心脏四腔中居左下，左心室腔呈圆锥形，其室壁明显厚于右心室，厚度约为右心室壁的两倍，左心室的血液流出口为主动脉瓣。

心脏瓣膜包括两组房室瓣（二尖瓣及三尖瓣）和两组半月瓣（主动脉瓣及肺动脉瓣），右心房室之间的瓣膜称三尖瓣，左心房室之间的瓣膜称为二尖瓣。右心室与肺动脉之间的瓣膜称肺动脉瓣，左心室与主动脉之间的瓣膜称主动脉瓣。瓣膜的功能是防止心脏在收缩或舒张时出现血液返流。

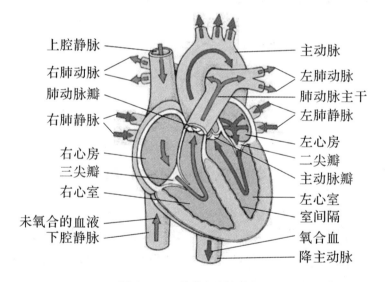

上腔静脉　　　　　　　　　　　　　主动脉
右肺动脉　　　　　　　　　　　　　左肺动脉
肺动脉瓣　　　　　　　　　　　　　肺动脉主干
右肺静脉　　　　　　　　　　　　　左肺静脉
　　　　　　　　　　　　　　　　　左心房
右心房　　　　　　　　　　　　　　二尖瓣
三尖瓣　　　　　　　　　　　　　　主动脉瓣
右心室　　　　　　　　　　　　　　左心室
未氧合的血液　　　　　　　　　　　室间隔
下腔静脉　　　　　　　　　　　　　氧合血
　　　　　　　　　　　　　　　　　降主动脉

图 2-2　心脏的解剖及循环

左右心房及心室间有分界结构，使左右心之间互不相通。房间隔是左右心房的分界结构，组织结构较薄，整个房间隔的形态大致呈椭圆形,厚约 4 毫米;室间隔为左右心室的分界结构,由肌部室间隔和膜性室间隔组成。

　　心包由外层的纤维心包和内层的浆膜心包构成,纤维心包是最外层的结缔组织囊;浆膜心包又包括脏层和壁层。脏层心包紧贴心脏,壁层位于脏层和纤维心包的中间。心包腔(脏层心包和壁层心包中间的腔膜)内可容纳 10～30 毫升的心包液,这些液体可以对心脏的搏动起润滑作用。

第三节　冠状动脉解剖及冠状动脉血液循环

　　心肌自身的血液供应来自冠状动脉,冠状动脉分为左、右两支,分别为左冠状动脉和右冠状动脉。冠状动脉起源于主动脉根部的左右冠状动脉窦内,是升主动脉的第一对分支。左冠状动脉主要有两个分支:左前降支和回旋支,两者之间常发出对角支。其血供主要分布于心脏前壁、左室前侧壁、室间隔的前 2/3、左室侧壁、后侧壁、高侧壁心肌。右冠状动脉的分支包括右室前支、右室后支、左室后支、后降支、右心房支,主要血供分布于右心室、左心室下壁、左心室后壁、室间隔后 1/3。冠状动脉的解剖见图 2-3。

　　左冠状动脉的血液主要经由冠状静脉窦回流入右心房,而右冠状动脉的血液则主要经较细的心前静脉直接回流入右心室。还有一小部分冠状动脉血液可通过心最小静脉直接流入左右心房和心室腔内。心脏节律性收缩和舒张

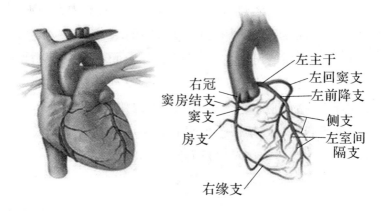

图 2-3　冠状动脉解剖

过程中,左心室的冠状动脉血流具有明显的时相变化,即心脏收缩期冠脉血流暂停或显著减少,而舒张期冠脉血流明显增多。冠脉血流量大,占心输出量的 5%～10%,安静状态时血流量为每分钟 300～400 毫升,运动时可增加 4～5 倍。

第四节　心脏骤停和胸外心脏按压

心脏性猝死主要为致命性心律失常所致,它们的发生是冠状动脉血管事件,如急性冠状动脉综合征(acute coronary syndrome,ACS)、心肌损伤、心肌代谢异常和(或)自主神经张力改变等因素相互作用引起的一系列病理生理异常的结果。

各种原因引起的心脏骤停使得心脏有效泵血功能消

失,从而引起全身严重缺血、缺氧,临床表现为大动脉搏动和心音消失,继而意识丧失,伴有局部或全身性抽搐,呼吸断续,随后呼吸停止,瞳孔散大,若不及时抢救可导致死亡。一般认为,心搏停止超过 4～6 分钟常可造成大脑不可逆的严重损伤或随后发展到生物学死亡,即使心脏复跳也往往会遗留不同程度的后遗症。因此,心脏骤停是临床上最危重的急症,必须争分夺秒积极抢救。

胸外按压时,血流产生的原理主要是基于心泵机制和胸泵机制。传统"心泵学说"认为当按压胸骨时,对位于胸骨和脊柱之间的心脏产生挤压,引起心内压力的增加和瓣膜的启闭,按压时,主动脉瓣及肺动脉瓣开放,同时二尖瓣、三尖瓣关闭,这种瓣膜的开放、关闭可以防止按压时血液向心房逆流,使血流向主动脉和肺动脉(图 2-4A)。按压放松时,胸廓因弹性回缩而扩张,心脏恢复原状,静脉血被动吸回心脏内。20 世纪 80 年代,Kudikoff 提出了胸泵机制,认为胸外按压时推动血流循环的主要动力来自胸腔内外的压力梯度。"胸泵学说"认为当按压胸外时,主动脉、左心室、上下腔静脉压力同时增高。因动脉对抗血管萎陷的抗力大于静脉,按压时动脉保持开放,且动脉管腔相对狭小,等量血液在动脉可产生较大抗力,从而使血压上升。同时,按压时胸腔入口处的大静脉被压陷(静脉壁比动脉壁薄),颈静脉瓣及上腔静脉瓣可防止血液返流,血液只能朝动脉方向前流(图 2-4B)。按压放松时,胸腔内压力下降,形成胸外和胸内的静脉压差,静脉管腔开放,驱动血液从外周静脉返回心脏,同时动脉血也从胸腔外反向流向主动脉。由于受主动脉瓣阻挡,部分血液从冠状动脉开口流入冠状动脉并营养心肌。然而何种机制起主要作用,可能与抢救的时间、患者的体型等有关。在 CPR 早期,心脏仍承担泵功能,这时心泵机制占主导地位。而在 CPR 晚期,二尖瓣乳头肌的 ATP 已经耗竭,按压时二尖瓣已无法关闭,心脏则变成一个简单的管道,此时胸泵机制占主导地位。

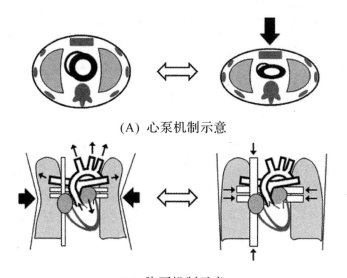

(A) 心泵机制示意

(B) 胸泵机制示意

图 2-4 心泵(A)和胸泵(B)机制示意

胸外按压既可使胸内压力升高,又可直接按压心脏,两者共同作用,使机体能维持一定的血液流动,配合人工呼吸可为心脏和脑等重要器官提供一定容量的含氧血流,为进一步复苏创造条件。

以上内容对非医学专业的学员可能略显复杂,但实际的急救操作非常简单。介绍解剖生理知识的目的，只是希望学员们坚信你所做的急救操作是合理的，有科学依据的，虽然不是每次心肺复苏都能够起死回生，但如果你不在第一时间出手相救，那么，在你面前倒下的这个心脏骤停患者肯定没有康复和回归社会的希望。

（祝继洪、周建仓）

第三章　成人基础生命支持

基础生命支持(BLS)又称现场急救或初期复苏处理,是指专业或非专业人员对心跳呼吸骤停患者进行徒手抢救,是心肺脑复苏的初始急救技术。基础生命支持包括判断技能和支持(干预)技术两个方面。而支持技术主要由胸外心脏按压、开放气道、人工呼吸和自动体外除颤(AED)等几个部分组成。当然,实施支持技术前,生命状态的判断极为重要。通过基础生命支持以保障重要脏器(特别是心、脑)的血供和氧供,延长机体对缺氧的耐受时间,提高复苏的成功率。实施基础生命支持的关键是"早、快",尽早判断、尽早开始,因为心跳呼吸骤停后大脑耐受缺氧的时间非常短,最好在4分钟之内实施基础生命支持,以提高心肺脑复苏的成功率。本章重点介绍医院外成人心跳呼吸骤停的基础生命支持。

第一节　医院外心肺复苏的生存链

为了提高心跳呼吸骤停后的复苏成功率,提高心肺复苏后患者的存活率，人们采用了一系列的通用策略，这些策略由多个互相紧密关联、环环相扣的链组成，这些链构成了心肺复苏的生存链。2015 年，美国心脏协会（AHA）发布《心肺复苏及心血管急救指南更新》（以下简称 2015 版指南），推荐心肺复苏的生存链由以下五部分组成（图 3-1）：

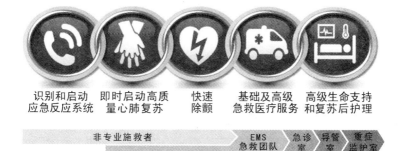

图 3-1　院外心跳呼吸骤停抢救的生存链

（1）识别心跳呼吸骤停，启动应急反应系统（呼救）；

（2）即时启动高质量心肺复苏（胸外心脏按压、开放气道、人工呼吸）；

（3）快速实施自动体外除颤（AED）；

（4）实施有效的高级生命支持；

（5）强调复苏后处理。

第二节　简化的成人心肺复苏流程

简化的成人心肺复苏流程如图 3-2 所示。

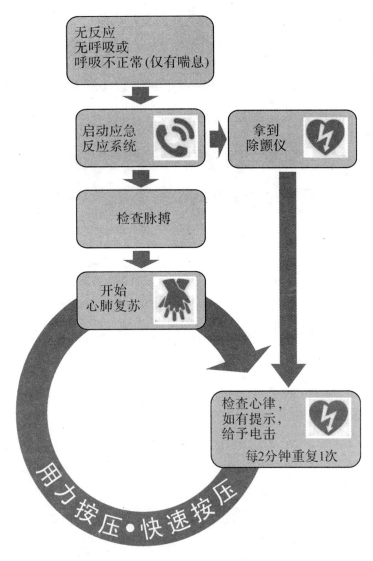

图 3-2　简化的成人心肺复苏流程

一、确认环境安全

一旦发现有人出现无意识(或对语言、拍打无反应),马上检查环境情况,首先确认周围环境是否安全,及早让患者脱离有害环境(如有触电危险、有毒气体的场合,交通主干道的中央等)。否则不但救治难以成功,施救者自身也有危险(图 3-3)。

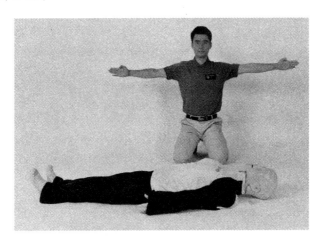

图 3-3　确认环境安全

二、心跳呼吸骤停的识别

当目击者发现有人出现无意识或对语言、拍打无反应(患者意识的判断见图 3-4)并确认周围环境安全后,应立即观察患者呼吸情况(呼吸的判断见图 3-5),如果无呼吸或呼

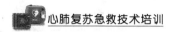

吸不正常（如喘息样呼吸），即可判断为心跳呼吸骤停。2015 版指南不建议非专业人员为了明确心跳是否停止而反复触摸脉搏，甚至用听诊器探测心音，以避免延误心肺复苏开始的时间。

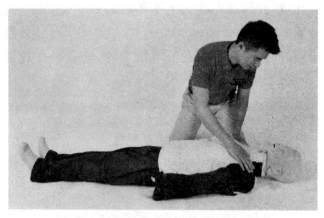

图 3-4　检查患者的反应（意识的判断）

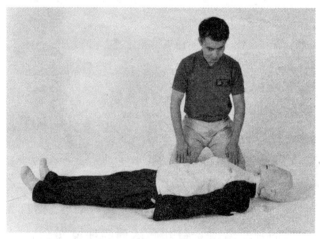

图 3-5　检查患者的呼吸

三、启动应急反应系统

一旦确定环境安全后,应立即启动应急反应系统,包括电话呼救、触动报警装置等。如果现场只有一位施救人员,启动应急反应系统后马上进行单人心肺复苏。如果现场或附近有自动体外除颤仪(AED),可以先拿到 AED 再回到患者身边,并尽快进行单人心肺复苏。2015 版指南特别推荐在不离开现场的情况下,用电话进行求救。如果现场有两位或两位以上施救人员,应分工协作,一位启动应急反应系统,一位尽快获取 AED,一位或两位同步开始单人或双人心肺复苏。

四、实施高质量的心肺复苏(CPR)

(一)心肺复苏技术

心肺复苏技术包括胸外心脏按压、开放气道和人工呼吸。胸外心脏按压的目的在于建立有效的人工血液循环。高质量胸外心脏按压的要求:按压深度要足够(5~6 厘米)、按压频率要足够(每分钟 100~120 次)、按压后确保胸廓回弹、中断按压时间不超过 10 秒、避免过度通气。

人工呼吸的目的在于保证肺内氧供的充足。高质量的人工呼吸要求:保证气道有效开放、每次吹气时间(胸廓抬起)约 1 秒钟、保证足够的潮气量(400~600 毫升)、避免过度通气。

(二)心肺复苏的方法

心肺复苏的方法分为单人法和双人法,即单人心肺复苏和双人心肺复苏。

1. 单人 CPR 的方法及步骤

(1)摆放体位:施救前确保患者处于仰卧位,如果患者俯卧,应小心地将其翻转为仰卧位。如果怀疑患者有头部或颈部损伤,在将患者翻转为仰卧位时应尽量使其头部、颈部和躯干保持在一条直线上。将患者置于平坦坚固的地面或硬板上;如果在软床垫或沙发上,按压时会导致患者身体弹跳,这将无法使心脏内的血液有效地泵入身体的其他部位,按压效果无法保证。摆放好患者体位后,施救者跪于患者一侧,双膝与肩同宽,头侧膝部外缘与患者肩平齐。

(2)建立人工循环:立即进行胸外心脏按压,以期建立有效的人工循环。胸外心脏按压的具体方法与要求如下(图 3-6):

①将一只手的掌根放在患者胸部的中央,胸骨下半部(双乳头连线的中点),将另一只手的掌根置于第一只手上,两肘关节伸直(肩、肘、腕关节呈一直线);

②以身体重量垂直下压,压力均匀,不可使用瞬间力量;

③按压频率 100~120 次/分;

④按压深度为 5~6 厘米,每次按压后应避免倚靠在患者胸上,以使胸廓充分回弹,尽可能减少胸外按压的中断,保证按压与松开时间比为 1:1。如除颤等必须中断按压时,中断时间应小于 10 秒。

胸外按压的要点见图 3-7。

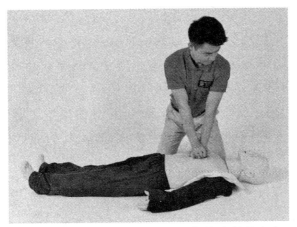

将双手放在胸部中央的胸骨上,保持施救者在实
施胸外按压时位置正确

图 3-6　胸外心脏按压

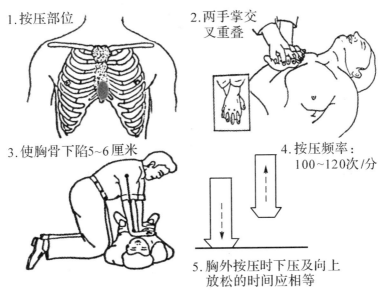

1.按压部位

2.两手掌交
　叉重叠

3.使胸骨下陷5~6厘米

4.按压频率:
　100~120次/分

5.胸外按压时下压及向上
　放松的时间应相等

图 3-7　胸外按压的要点

（3）开放气道：施救者位于患者的头侧，观察口腔有无异物，如有则清除异物（包括活动义齿）。有两种方法可以开放气道：推举下颌法和仰头提颏法。推举下颌法一般在双人施救并使用球囊面罩通气时使用，这里不做详述。单人施救时使用仰头提颏法开放气道，具体操作如下：将一只手置于患者的前额，然后用手掌推动，使其头部后仰，同时用另一只手的食指和中指提起下颌，使颏骨上抬（图3-8）。

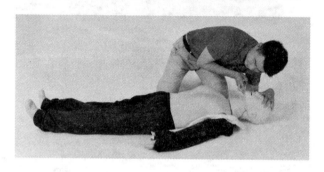

图 3-8　仰头提颏法开放气道

（4）人工呼吸：开放气道后进行口对口的人工呼吸，保持仰头提颏的姿势。施救者用压前额的手的拇指和食指捏住患者的鼻子，口与患者的口部紧贴，吹出一口气，吹气时间约为 1 秒，此时可以观察到患者胸廓隆起（图3-9）。

（5）胸外按压与人工呼吸的比例为 30 : 2，即每 30 次胸外按压后，进行 2 次人工呼吸，一个 30 : 2 为一个心肺复苏循环。

（6）5 个心肺复苏循环（即 5 个 30 : 2 的胸外按压和人工呼吸，历时约 2 分钟）后，需复检呼吸和颈动脉搏动。触摸颈动脉搏动的方法：使用 2 个或 3 个手指找到气管，然后滑

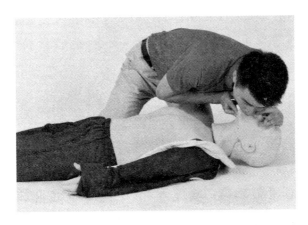

图 3-9　开放气道并进行口对口人工呼吸

到气管和颈侧肌肉之间的沟内,此处可以触摸到颈动脉的搏动(图 3-10)。触摸脉搏至少 5 秒,但不超过 10 秒。如果没有明确地感受到脉搏,无须反复确认,立即从胸外按压开始进行 CPR。非医学专业人员实施急救时不要求每 5 个循环后进行脉搏的评估,但若现场有 AED,则需要按照 AED 的提示进行抢救(AED 将在 2 分钟时停下来进行心律检查,

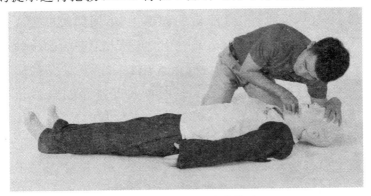

图 3-10　触摸颈动脉搏动

具体见第五章）。如果没有 AED，要坚持持续复苏，直至专业人员到来为止，除非现场环境不安全、施救者筋疲力尽，或者患者出现明确的生理反应。

2.双人 CPR 的方法及步骤

双人 CPR 的方法与单人 CPR 一样，关键在于两人的分工合作，具体为：第一名施救者进行胸外心脏按压，第二名施救者负责开放气道及进行人工呼吸，观察胸廓隆起，避免过度通气，并鼓励第一名施救者以足够的深度和频率进行按压，若有 AED，第二名施救者还要负责粘贴 AED 贴片，启动 AED（具体操作见第五章）。双人施救时胸外按压与人工呼吸的比例亦为 30：2。在建立高级气道［比如声门上气道（如喉罩）或气管插管］前，胸外按压与人工呼吸不能同时进行。

人工呼吸的方式有三种：第一种是口对口人工呼吸（图 3-9），单人、双人施救时均可使用。第二种是口对面罩人工呼吸，单人、双人施救时均可使用，单人施救时施救者在患者一侧，将面罩扣于患者的面部，然后用仰头提颏法开放气道进行人工呼吸；双人施救时，负责人工呼吸的施救者在患者头侧，具体操作方法同单人施救。第三种是球囊面罩人工呼吸（图 3-11），此方式是医务人员进行 CPR 时给予正压通气最常用的方法，一般仅在双人施救时使用，具体操作如下：施救者位于患者头部正上方，以鼻梁为参照，把面罩放于患者脸上，使用推举下颌法开放气道，并用"EC"手法固定面罩（一只手的拇指和食指放于面罩一侧形成"C"形，剩余的三个手指提起下颌角形成"E"形），使面罩紧贴面部，另一只手挤压球囊给予人工呼吸,每次持续一秒,并观察胸廓是否隆起。

为避免胸外按压时因疲劳而导致复苏质量下降,建议每5个周期或每2分钟两名施救者交换职责,但交换用时应小于10秒。

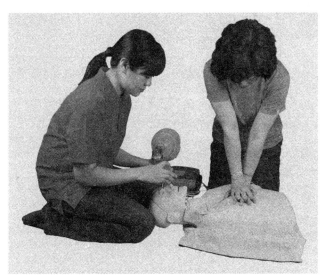

图 3-11 双人 CPR,使用球囊面罩人工通气

第三节 高质量心肺复苏的要点

除了需尽早发现并开始心肺复苏外,另一个影响心肺复苏效果的因素是心肺复苏操作技术的正确与否,也就是说正确和高质量的操作是保证心肺复苏成功的基础。高质量心肺复苏的要点总结见表3-1。

表 3-1　高质量 CPR 的要点

内容	成人（包括青少年）
现场安全	确保现场对施救者和患者均是安全的
识别心脏骤停	检查患者有无反应； 无呼吸或仅有喘息（即呼吸不正常）； 不能在 10 秒内明确感到脉搏（10 秒内可同时检查呼吸脉搏）
启动应急反应系统	如果独自一人且无手机，那么离开患者启动应急反应系统并取得 AED，然后开始 CPR；或请他人帮忙启动应急反应系统，自己开始 CPR，在 AED 可用时尽快使用
没有高级气道的按压—通气比	1 或 2 名施救者 30（按压）：2（通气）
有高级气道的按压—通气比	以 100～120 次/分的频率持续按压，每 6 秒给予 1 次呼吸（每分钟 10 次呼吸）
按压频率	100～120 次/分
按压深度	5～6 厘米
按压位置	双手置于胸骨的下半部（两乳头连线中点）
胸廓回弹	每次按压后使胸廓充分回弹，按压后不可倚靠在患者胸部
尽量减少中断	心脏按压中断时间控制在 10 秒内

注：高级气道是指通过人工方法建立的可进行有效通气的气道，包括气管导管、喉罩、食管气管联合导管等。

为了保证高质量的心肺复苏操作,施救者应该做到的动作要领以及力求避免发生的错误如表 3-2 所示。

表 3-2　心肺复苏操作中施救者应该做到的动作要领以及力求避免的错误

施救者应该	施救者不应该
按压胸骨的下半部(两乳头连线中点)	按压心尖部位
应以每分钟 100～120 次的频率实施胸外按压	以少于每分钟 100 次或大于每分钟 120 次的频率按压
按压深度达到 5～6 厘米	按压深度小于 5 厘米或者大于 6 厘米
每次按压后让胸廓完全回弹	在按压间隙倚靠在患者胸部
尽可能减少按压中的停顿	按压中断时间大于 10 秒
给予患者适度(足够)的通气(30 次按压后 2 次人工呼吸,每次吹气约 1 秒钟,每次吹气须使胸部隆起)	给予过量通气(即呼吸次数太多,呼吸用力过度)

以往的培训中许多学员都会很自然地认为应该按压偏左侧的心尖部位。其实,心的主体位于胸骨后,按压胸前正中线,胸骨下半部可以获得最大的胸廓变形,用胸骨与脊椎骨夹挤心脏。若偏离中线按压,不但胸廓变形效果差,而且由于肋骨受力不均匀,很容易造成肋骨断裂。

在危急情况下,救助人员通常会很紧张。缺乏培训的人一开始通常会非常用力地按压。过高频率的按压通常缺乏胸廓回弹的时间,心腔内没有足够的血液充盈,导致按压效果不佳。而急救通常是非常耗时耗力的过程,过快的按压使施救者很快疲劳,便会出现按压太慢太浅的问题。因此,培训时应注意体会什么是合适的频率,如果是两人操作,应注意及时轮换位置,轮流按压。

口对口人工呼吸时如果忘了捏闭鼻孔,从口中吹入的气体就会从鼻孔中漏出。这比较容易被施救者发觉而很快纠正。较多见的技术问题是气道开放不好,吹气遇到阻力,于是用力吹气,造成气体吹入胃中。正确的做法应该是在遇到阻力时通过手法打开气道,如仰头、抬下颌等,然后再尝试吹气。吹气以可以看到胸廓起伏为合适,不必要吹入太多气体。按压胸廓时胸腔内压力有很大波动,不可以吹气,因此吹气时必须暂停胸外按压,轮流进行胸外按压和人工呼吸。

注意:如不能或不愿为患者(儿)进行人工呼吸,提供单纯按压的复苏在早期也同样有效。

第四节 《心肺复苏及心血管急救指南更新》要点

2015 年 10 月 15 日,美国心脏协会(AHA)发布《心肺复苏及心血管急救指南更新》(2015 版指南)。时隔 5 年,AHA 对 2010 版指南的某些部分进行了更改,主要包括(未接受 2010 版指南培训的学员请忽略以下内容):

1.快速反应,团队协作

施救者应同时进行几个步骤,如同时检查呼吸和脉搏,以缩短开始首次按压的时间；由多名施救者组成综合小组，同时完成多个步骤和评估（由多名施救者分别启动急救反应系统、进行胸外按压、进行通气或取得球囊面罩进行人工呼吸以及拿取和设置除颤仪等）。

2. 将生存链一分为二

一链为院外急救体系，另一链为院内急救体系。院外急救体系强调充分利用社会通信手段呼叫施救者，手机等现代化电子设备能够在院外急救中发挥重要作用。院内急救应以团队形式实施心肺复苏，包括早期预警系统、快速反应小组（RRT）和紧急医疗团队系统（MET）。

3. 先电击还是先按压

当施救者可以立即取得 AED 时，对于成人心脏骤停患者，应尽快使用除颤仪；若不能立刻取得 AED，应该在他人前往获取 AED 的时候开始心肺复苏，在设备提供后尽快尝试进行除颤。

4. 关于按压的频率和深度

2010 版指南规定了胸外按压的下限：频率≥100 次/分、深度≥5 厘米。临床上普遍存在按压过度的问题，如胸骨和肋骨骨折，同时施救者也会消耗大量体力，无法保证接下去的按压质量。2015 版指南提出高质量的心肺复苏，应该有足够的频率和按压深度：按压频率为 100～120 次/分；深度至少是 5 厘米，不超过 6 厘米。

5. 对于"瘾君子"的情况

若患者有疑似生命危险或有与阿片类药物相关的紧急

情况,应给予纳洛酮。对于已知或疑似阿片类药物成瘾的患者,如果无反应且呼吸正常,但有脉搏,可由经过正规培训的非专业施救者和基础生命支持(BLS)施救者给予肌内注射或鼻内给予纳洛酮。

6. 确保胸外按压有效

每次按压后胸廓应充分回弹,施救者必须避免在按压间隙倚靠在患者胸上;为了提高按压效率,减少按压中断十分必要,2015 版指南提出胸外按压在整体心肺复苏中的目标比例至少为 60%。

7. 加压素被"除名"

2010 版指南认为一剂静脉/骨内推注的 40 单位加压素可替代第一或第二剂肾上腺素治疗心脏骤停。而 2015 版指南则指出,联合使用加压素和肾上腺素,相比使用标准剂量的肾上腺素在治疗心脏骤停时并无优势。加压素的使用相对肾上腺素也没有优势,因此,加压素已被 2015 版指南"除名"。最后,C-A-B 顺序仍需坚持。对于施救顺序,2015 版指南重申应遵循 2010 版指南的内容,即单一施救者的施救顺序:应先开始胸外按压再进行人工呼吸(C-A-B),减少首次按压的延时;30 次胸外按压后做 2 次人工呼吸。

(王奎荣、陈新忠、姚永兴、赵海格、徐建红)

第四章 婴幼儿及儿童基础生命支持

第一节 儿童生存链

　　美国心脏协会制定的儿童生存链包括心脏骤停的预防、早期高质量心肺复苏、启动应急反应系统、儿童高级生命支持和复苏后综合治疗（图 4-1）。前三个部分构成了儿童基础生命支持。

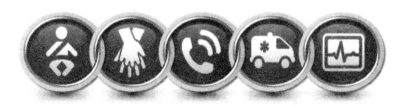

图 4-1　儿童生存链

1.儿童心脏骤停的预防

1 岁以上儿童的首要死因是创伤。交通事故是儿童致死性创伤的最常见原因,针对性措施如专用儿童安全座椅可以降低车祸致儿童死亡的风险。

2.早期高质量心肺复苏

以徒手方式争分夺秒地进行复苏抢救,以使心脏骤停患儿心、脑及全身重要器官获得最低限度的紧急供氧,其重点是正确规范持续的胸外按压。

3.启动应急反应系统

高声呼救请求帮助,"快来人啊,有人晕倒了。"接着拨打"120"急救电话,打电话求救时注意保持冷静,待"120"调度人员询问清楚事故详细地址后再挂电话。

4.儿童高级生命支持

在 BLS 基础上应用器械和药物,建立和维持有效的通气和循环,识别及控制心律失常,建立有效的静脉通道及治疗原发疾病等。

5.复苏后综合治疗

其重点是恢复大脑意识及其功能,全面监护和治疗重要生命器官与功能。

对本章内容的应用对象说明如下:

● 婴儿:是指小于 1 周岁的幼儿[不包括新生儿(指胎儿娩出到 28 天的小儿)]。

● 儿童:是指大于 1 周岁的幼儿直至青春期。为了培训方便,将青春期定义为女性乳房发育,男性出现腋毛。

第二节　婴幼儿及儿童心肺复苏的基本技术

一、单手按压法（儿童、单人）

　　单人复苏时，对于较大儿童可以如成人复苏一样双掌交叠按压，如儿童体型较小，也可使用单手按压法。用一个手掌的根部按压胸骨，位置紧贴乳头连线的下方，按压深度至少为胸廓前后径的 1/3，约 5 厘米（图 4-2）。

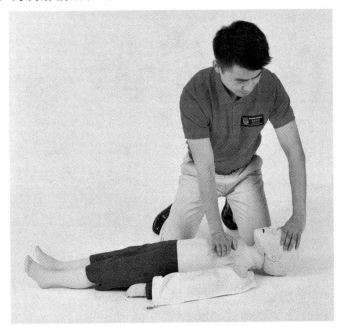

图 4-2　单手按压法

二、两指按压法（婴儿、单人）

对于婴儿，单人复苏时应用 2 个指头按压胸骨，位置紧贴乳头连线的下方。不要按压剑突或肋骨，按压深度至少为胸廓前后径的 1/3，约 4 厘米（图 4-3）。

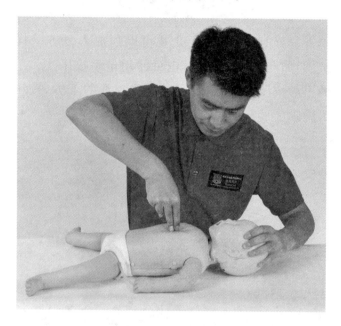

图 4-3　两指按压法

三、双手环抱拇指按压法（婴儿、双人）

● 将两个拇指并排放在婴儿胸部中央的胸骨下半部。对于非常小的婴儿，拇指的放置可能重叠。

● 双手环绕婴儿胸部,其余手指支撑婴儿的背部,使用两个拇指同时按压,按压深度约为婴儿胸廓前后径的 1/3,约 4 厘米。

● 按压频率为每分钟 100～120 次。

● 每次按压后,完全释放胸骨的压力,并让胸壁完全回弹(图 4-4)。

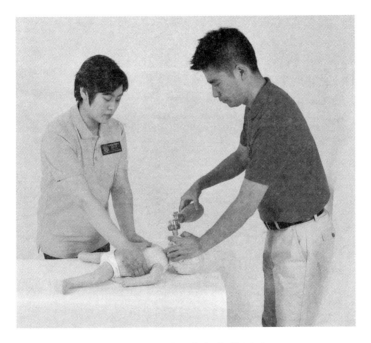

图 4-4　双手环抱拇指按压法

双手环抱拇指按压法比两指按压法更有效,可以产生更高的冠状动脉灌注压,因为它能持续提供恰当的按压深度和力度,产生更高的收缩压和舒张压。如果无法环抱患儿的胸部则可使用两指按压法。

四、触摸肱动脉搏动

可用 2 或 3 根手指置于患儿的上臂内侧、肘和肩膀之间，当触摸动脉搏动时，将食指和中指轻轻按压在上臂内侧，用时至少 5 秒，但不超过 10 秒（图 4-5）。

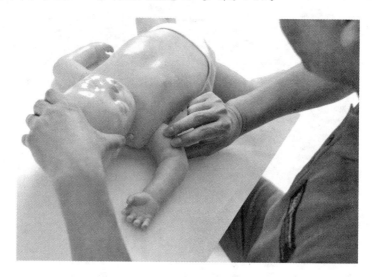

图 4-5　触摸肱动脉搏动

五、口对口鼻人工呼吸（婴儿首选）

● 维持仰头提颏，保持气道开放。

● 将施救者张开的口放到婴儿的口和鼻子上，完全封住婴儿的口鼻不漏气。

● 对着婴儿的口鼻吹气（呼吸之间可以暂停以吸气），

确保每次人工呼吸均可使胸廓起伏。

● 如果胸廓未起伏,调整患儿的头部位置,并重复仰头提颏开放气道,再次给予有效的人工呼吸(图 4-6)。

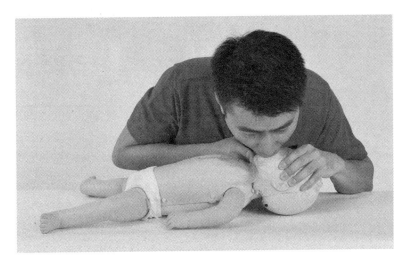

图 4-6　口对口鼻人工呼吸

六、口对口人工呼吸(当施救者的嘴巴不能覆盖患儿的口鼻时使用本方法)

● 维持仰头提颏,保持气道开放。

● 用拇指和食指紧紧捏住患儿的鼻子。

● 对着患儿的口吹气,确保每次人工呼吸均可使胸廓起伏。

● 如果胸廓未起伏,调整患儿的头部位置,并重复仰头提颏开放气道,再次给予有效的人工呼吸(图 4-7)。

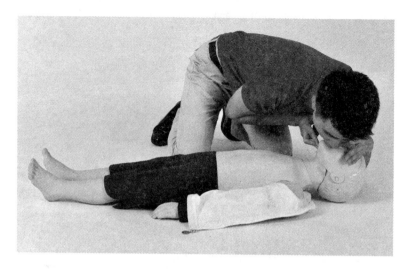

图 4-7　口对口人工呼吸

第三节　婴幼儿及儿童基础生命支持(BLS)的基本步骤

一、确保施救者与患儿的安全

确保复苏地点对施救者和患儿均是安全的。只有确保安全时才可移动患儿至复苏地点(图 4-8)。

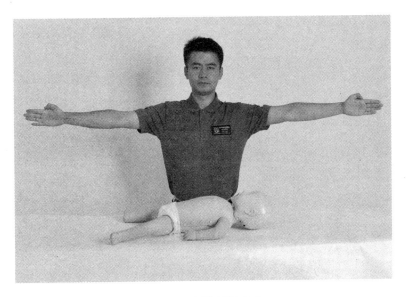

图 4-8　确保环境安全

二、检查患儿的反应和呼吸

轻拍患儿肩部或脚底并大声问："你好吗?"（图 4-9）。如果你认识患儿,就叫他（她）的名字。如果儿童有反应,他（她）会有回答或动作。如果儿童没反应也没呼吸（或者仅有喘息）,开始心肺复苏（CPR）。

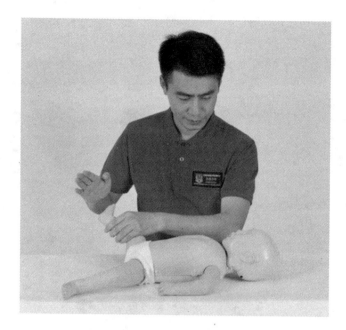

图 4-9　检查患儿反应

三、启动应急反应系统(EMS)

(一)双人复苏时

一人立刻开始 CPR,另一人启动应急反应系统(拨打"120"急救电话),如有可能,尽快获取自动体外除颤仪(AED)(图 4-10)。

(二)单人复苏时

● 发现无呼吸或仅有喘息但无反应的患儿,应先给予 5 个周期的 CPR(约 2 分钟),然后再启动应急反应系统。

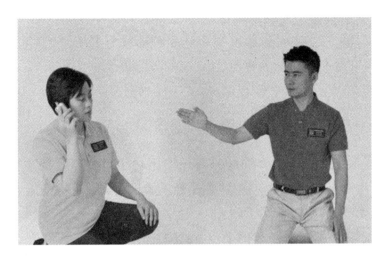

图 4-10 启动应急反应系统(EMS)

● 如果目睹一名儿童突然倒下,且只有你一人时,应立即启动应急反应系统并尽快获得 AED,然后返回患儿身边尽早开始 CPR。

一般认为,婴儿和儿童发生心脏骤停前先出现呼吸停止和心率减慢,如果施救者离开呼吸停止和心率减慢的患儿去启动应急反应系统,患儿可能发展为心脏停搏,其生存的概率明显降低。如果目睹患儿突然倒下,患儿可能是心脏原因引起的心脏停搏,此时需尽快获得 AED 进行抢救。

四、检查患儿的脉搏

检查脉搏的时间应至少为 5 秒但不应超过 10 秒,如果10 秒内无法明确地感受到脉搏,应从胸外按压开始进行

CPR 程序。

对于儿童,可以触摸颈动脉和股动脉的搏动;对于婴幼儿,可触摸肱动脉的搏动(图 4-5)。

五、胸外按压

心脏骤停时,高质量的胸外按压对于重要器官的血流灌注和自主循环的恢复至关重要。如果婴儿或儿童无反应也无呼吸,应立即给予胸外按压。

以下是胸外按压的要点:

● 胸外按压须有合适的频率和深度。快速压:以 100～120 次/分的频率按压。用力压:用足够的力量将胸部压低至少接近胸廓前后径的 1/3,婴儿大约 4 厘米,儿童大约 5 厘米。

● 每次按压后应让胸廓充分回弹以便血液充分回流至心脏。

● 尽可能缩短中断时间或避免胸外按压过程的中断。

胸外按压需要注意的问题:

● 为了达到更好的按压效果,尽可能在坚硬的物体表面实施按压。

● 每一次按压后都应使胸廓完全回弹,这样既能促进血液向心脏回流,又可促进血液流向全身。在儿童 CPR 中,常常见到胸廓回弹不充分的现象,尤其是当复苏者疲劳时。当胸廓回弹不充分且伴有胸内压增高时,可显著减少静脉回流,减少心脏的搏出量,使冠脉灌注、脑灌注及其他重要脏器的灌注减少,影响复苏成功率。

● 复苏者疲劳可导致按压速度和力度不足,两次按压之间胸壁不能完全回弹,即使无自觉疲劳,心脏按压质量也可能随时间的推移而下降。当有 2 名或 2 名以上复苏人员时,应每 2 分钟交替施行心脏按压,这样可以有效预防复苏人员疲劳后导致的按压质量下降。两人交换的时间应尽可能短(少于 10 秒),使心脏按压的中断时间降到最短。

● 对于儿童,单人复苏时可用单手或双侧掌根按压胸骨下段,按压深度至少为胸廓前后径的 1/3,约 5 厘米。注意不要按压剑突或肋骨。

● 对于婴儿,单人复苏可用两指胸外按压法(图 4-3),2个指头按压胸骨,位置紧贴乳头连线的下方。双人复苏可使用双手环抱胸外按压法(图 4-4),按压深度至少为胸廓前后径的 1/3,约 4 厘米。

六、开放气道和通气

(一)开放气道

可以使用仰头提颏法(图 4-11)开放患儿气道,避免患儿体积相对较大的舌体下垂阻塞上气道。

方法:将一手掌置于患儿前额,下压使其头部后仰,另一手的食指置于靠近下颌骨下方,将颏部向前抬起,帮助头部后仰,气道开放。**注意事项**:食指和中指尖不要按压颈部软组织,以免阻塞气道。

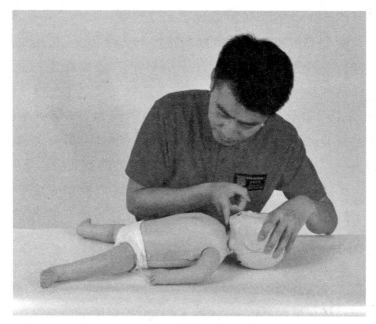

图 4-11　仰头提颏法

(二)通气

对婴儿可采取"口对口鼻"(图 4-6)的人工呼吸方式,对儿童可采取"口对口"(图 4-7)的人工呼吸方式。应确保每次呼吸有效(可见胸廓起伏),且吹气时间至少持续 1 秒钟以上。对吹气没有反应的婴儿或儿童,应检查口腔,很可能因舌体阻塞气道而影响通气。如果没有胸廓起伏,需重新调整患儿头的位置,使患儿气道开放并再次给予有效的人工呼吸。对于婴儿,如果口对口鼻的方式难以密闭其口鼻,则改用口对口方式。如果采用口对口的方式进行人工通气,则应捏住鼻子。无论采取何种人工呼吸方式都要确保胸廓起伏。

七、协调胸外按压与人工呼吸比例

单人复苏时,胸外按压与人工呼吸比例为 30∶2,即连续 30 次胸外按压后给予 2 次人工呼吸,大约 2 分钟(约 5 个循环)后,再去拨打"120",如果附近有自动体外除颤仪(AED)则一并获取。

双人复苏时,胸外按压与人工呼吸比例为 15∶2,即给予 15 次胸外按压后再给予 2 次人工呼吸。

八、除颤

目睹儿童突发晕厥(如体育活动时儿童突然晕厥),可能是心源性原因,此时需立即 CPR 并尽早除颤。心源性心脏骤停对电除颤治疗比较敏感,即使单人复苏时也应离开患儿启动应急反应系统并获得 AED。

第四节 小 结

(1)儿童 BLS 步骤和复苏技术与成人 CPR 基本相似,儿童 BLS 的关键差异在于:

● 按压—通气比例:专业人员双人复苏时,按压—通气比例为 15∶2,非专业人员仍为 30∶2。

● 按压深度:至少为胸廓前后径的 1/3,约 5 厘米。

● 按压技术：可根据儿童身材选择单手或双手进行胸外按压。

● 检查脉搏的位置：儿童为颈动脉或股动脉。

（2）婴儿 BLS 步骤和复苏技术与儿童 CPR 十分相似，婴儿 BLS 的关键差异在于：

● 检查脉搏的位置：婴儿为肱动脉。

● 按压技术：单人复苏时用两指按压法，双人施救者用双手环抱拇指按压法。

● 按压深度：至少为胸廓前后径的 1/3，约 4 厘米。

● 按压—通气比例：专业人员双人复苏时，按压—通气比例为 15：2，非专业人员仍为 30：2。

（3）高质量的 CPR 可以提高患儿存活的机会。高质量 CPR 的关键点包括：

● 在识别心脏停搏后 10 秒内即开始有效按压。

● 快速按压、用力按压：以 100～120 次/分的频率按压；按压幅度至少接近胸廓前后径的 1/3，婴儿约 4 厘米，儿童约 5 厘米。

● 每次按压后让胸廓充分回弹以利于心脏血液充盈。

● 尽量缩短胸外按压过程的中断时间（中断时间＜10 秒）。

● 给予有效的人工呼吸，使胸廓抬起。

● 如不能或不愿为患儿进行人工呼吸，提供单纯按压的复苏在早期也同样有效。

（4）儿童基础生命支持流程见图 4-12、图 4-13 所示。

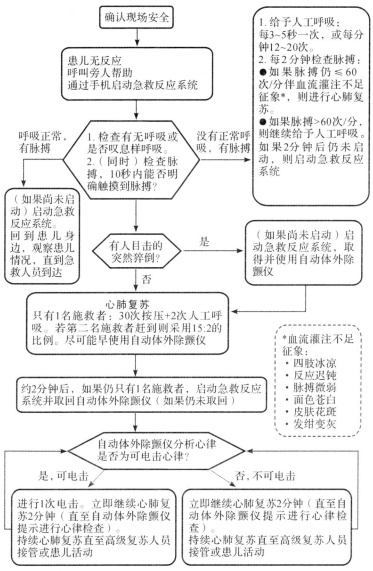

图 4-12　儿童心脏骤停的单人复苏流程

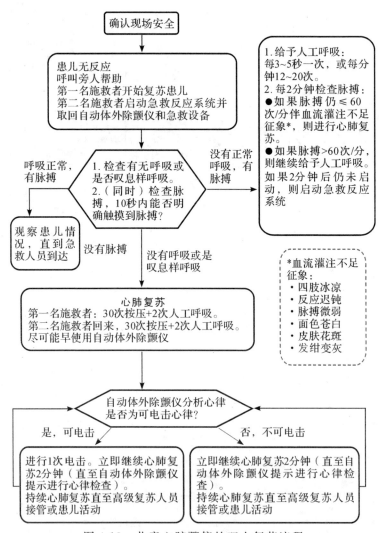

图 4-13　儿童心脏骤停的双人复苏流程

（朱智瑞）

第五章　自动体外除颤仪在心肺复苏中的应用

前面我们学习了徒手心肺复苏。如果急救现场附近可以拿到自动体外除颤仪（AED）（图 5-1、图 5-2），那么心肺复苏的成功率将会大大提高。

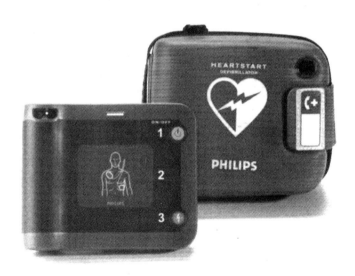

上方按钮①为电源键；中间按钮②为分析键；下方按钮③为放电键

图 5-1　某款自动体外除颤仪

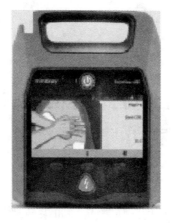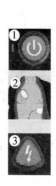

上方按钮①为电源键。中间按钮②粘贴电极后自动进行分析。下方按钮③为放电键。在语音提示的同时,还有屏幕彩色动画演示指导除颤和急救

图 5-2　另一款自动体外除颤仪

第一节　有 AED 的双人心肺复苏程序

1.检查患者是否有反应

呼喊、拍打患者,如果患者没有反应,第一名施救者呼喊求助,请求协助者(第二名施救者)打电话叫救护车,去取 AED,自己留在患者身边进行心肺复苏,直到 AED 到达。第二名施救者通过打电话等方式叫救护车,或启动所在单位的紧急反应系统,询问是否有 AED,若有,去取 AED。

2.检查呼吸

用 5～10 秒扫视患者胸部,如果没有呼吸,或仅见喘息

样呼吸(濒死呼吸),则视为心跳呼吸骤停。

3.开始心肺复苏

如果患者没有反应也没有呼吸,立即开始胸外心脏按压30次,接2次口对口人工呼吸,这样30∶2进行,直到AED到达。如果你不愿进行口对口人工呼吸,也可以只做胸外心脏按压,据研究仅做胸外按压也有一定的抢救成功率。

4.尝试用AED进行除颤

当AED送达时,将AED放置于患者的一侧,打开AED,然后遵循AED的语音提示进行操作。在准备AED期间,不要停止胸外心脏按压和人工呼吸。

5.开启AED

打开AED盖子,按下电源键①,有些AED打开盖子时会自动开启电源。

AED会有语音提示,指导你进行后续操作。

连接AED。根据患者年龄、体型选择成人或儿童电极片,一对两片。

将电极片的背衬撕下,如同使用标签粘纸。

将电极片贴到患者裸露的胸部皮肤上。根据电极片标识,将一个电极片贴于胸骨右缘锁骨下,另一个电极片贴于左乳头的外侧即靠近心尖的位置(图5-3)。

将电极电缆线连接到AED上。

6.AED分析患者心律

按下分析键②。有些型号的AED在连接好电极后会自动进入分析步骤。AED 提示"不要碰触患者"时,需暂停胸外心脏按压和人工呼吸,并清场,提醒在场所有人员不要接触患者。

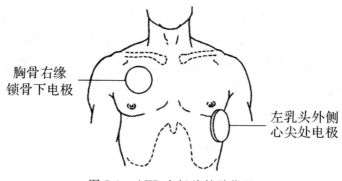

胸骨右缘
锁骨下电极

左乳头外侧
心尖处电极

图 5-3　AED 电极片粘贴位置

7. 给予电击

经过数秒钟自动分析后,如果 AED 提示需要电击,请再次确认无人触碰患者,包括确认你自己也不触碰患者及与患者相连的导电物体,按下放电键③。放电后立即从胸外心脏按压开始,继续心肺复苏。如果自动分析后 AED 提示无须电击,按照 AED 提示立即从胸外心脏按压开始,继续心肺复苏,进行 30∶2 的胸外按压和人工呼吸。

8. 再次电击

每隔约 2 分钟,AED 会提示暂停心肺复苏并进行分析。根据提示清场,按下分析键②或某些型号 AED 不需要按键自动进行分析。数秒钟后 AED 会给出分析结果。如果需要电击,则重复上述步骤 7 给予电击。

如果不需要电击,按照 AED 提示继续 30∶2 的胸外按压和人工呼吸。

9.持续复苏

心肺复苏期间不要关闭 AED,它会计时并每 2 分钟进行一次心电分析。为保证高质量的心肺复苏,避免按压者过于疲劳,可以在 AED 进行分析期间按压者和人工呼吸者交换位置。坚持做心肺复苏,直到专业急救人员到场,或者患者有反应出现。

第二节　有 AED 的单人心肺复苏程序

如果只有一个人在场,需要启动应急反应系统,包括电话呼救,触动报警装置等,在随手可得自动体外除颤仪(AED)的场所(如机场、码头、大型商场等),可以先拿到 AED,再回到患者身边进行单人心肺复苏(CPR),并尽快使用 AED。

如果你用手机拨通了急救电话,可以把手机的免提功能打开,用手机的外放扬声器保持通话的同时继续进行抢救操作。急救中心的接线员在联系急救团队的同时可以指导你抢救。

第三节　自动体外除颤仪的相关知识

本节内容供参考,对非医学专业学员不作要求。

一、除颤仪分类

（一）自动体外除颤仪（AED）

自动体外除颤仪（AED）是一种便携式的医疗设备，它可以自动诊断特定的心律失常，通过语音、文字、示意图对操作者进行提示，给予电击除颤。AED 是可被非专业人员使用的用于抢救心源性猝死患者的医疗设备。在发达国家的许多公共场所安装有 AED，如机场、地铁、超市门口等人员密集的区域（图5-4）。

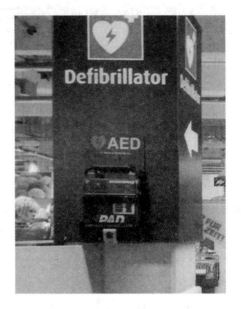

图5-4　在超市门口的 AED

AED 在设计制造时充分考虑了在紧急情况下的使用和操作者为非医务人员的特点。它内置充电电池，开机后即可工作。通过一对电极，采集患者的心电图。按下分析键，经过内置软件的判断，做出"需要电击"或"不需要电击"的判断，并通过语音、文字、示意图等方式提示操作者。按下放电键，即通过电极释放直流电脉冲，或双相电脉冲。输出电压峰值约 2000 伏,能量为数百焦耳。

植入式除颤仪(implantable cardioverter defibrillator, ICD)是一种体内自动除颤仪,外形类似心脏起搏器,一般也兼有起搏功能。主机埋于皮下,电极经过血管进入心腔内。ICD 自动识别需要除颤的心电图,自动放电除颤。有室颤和其他严重心律失常高风险的心脏病患者可以根据医生的建议,预先将 ICD 植入体内。

2015 版美国心脏协会心肺复苏指南建议在很可能有目击者的院外心脏骤停发生率相对较高的公共场所(如机场、商场、运动场所等),实施公共场所除颤方案。我国也已经重视公共场所放置 AED,并在相关地区已有举措。中国心胸血管麻醉学会也一直向有关部门呼吁在公共场所放置 AED。尽管目前我国 AED 的投放还不普遍,许多民众还不熟悉,但相信随着全社会对急救工作的重视,我们周围会越来越多地出现 AED。

(二)手动除颤仪

大家可能在医院,或者在影视节目中见过手动除颤仪。它需要由专业人员使用,只显示心电图图形,没有自动分析功能。因此需要由有心电图知识的专业人员判断是否需要除颤。有较多功能选择,如能量选择、是否同步除颤等。用其体外除颤板放在患者胸前,可以进行体外除颤。心脏手术期间,用手动除颤仪连接体内除颤电极,放在裸露的心脏表面,进行手动除颤,即体内除颤。有的多功能手动除颤仪(图 5-5)也带有 AED 功能、体外起搏功能等。这里不一一赘述了。

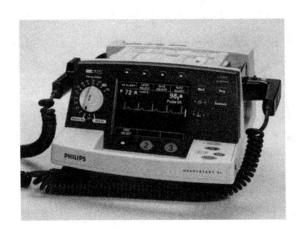

图 5-5　某款多功能手动除颤仪

二、除颤仪的原理

　　多数人知道电击可以伤人,甚至可以致死。为什么除颤器却可以救人呢? 我们还得从心脏的电生理说起。

　　细胞表面有细胞膜。细胞膜内外有电位差。静息状态下,细胞膜内电位约为负90毫伏(－90mV)。心肌细胞、神经细胞等这些可兴奋细胞在受到刺激后,可以产生动作电位,细胞内电位瞬间可升高到正几十毫伏。然后,逐渐恢复原来的电位,回到静息状态。

　　多数细胞在不受外界刺激的情况下,细胞膜电位保持稳定。但有些细胞却可以自发地、定时地产生动作电位,我们称之为自律细胞。

　　组成心脏的细胞可以分为三类:有自动起搏功能的自

律细胞;有类似神经细胞功能的传导细胞;类似肌肉的工作细胞,负责机械收缩。

窦房结里面聚集着自律细胞,每分钟发出几十次到一百多次信号,通过传导细胞把信号传导到心房和心室,工作细胞受到刺激后产生机械收缩,于是心脏不停地、有节律地、协调地跳动(图 5-6)。大量心肌细胞同时兴奋,产生的电位波动可以在体表被心电图机检测并记录,这就是心电图。

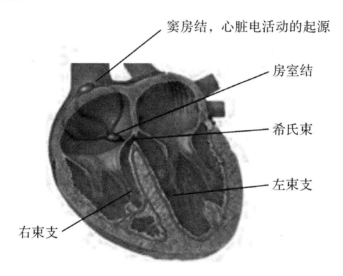

图 5-6　心脏电活动的起源和传导系统

在静息状态下,这三类细胞都有接受相邻细胞兴奋刺激信号的能力,受到刺激后会兴奋起来,并把兴奋传给其他细胞,这就是**兴奋的传导**。细胞的兴奋会持续一段时间,处在兴奋中的细胞对新的刺激不再有反应,这称为**绝对不应期**;而兴奋后仍处在恢复期的细胞,对外界刺激不敏感,称为**相对不应期**,在受到较强刺激后,会再次兴奋,但兴奋电位低,兴奋传导较慢。通过一段时间的恢复后,细胞对刺激的反应才恢复正常。

在病理情况下,某部分心肌细胞由于缺氧缺血或其他原因,兴奋性变低,或者较长时间处在相对不应期没有及时恢复。这时,传来的兴奋信号没有办法通过这部分病变的细胞传导下去,可能绕行附近正常的心肌向远处传递。如果凑巧,在信号绕行的过程中,病变部位的兴奋性恢复过来了,病变部位的远端可能接受了刺激,于是又把信号反向上传,就形成了**信号折返**。病变部位不能进行由上往下传导,但却可以对折返的信号进行由下往上传导的现象,称为**单向阻滞**(图 5-7)。偶尔发生的信号折返可能是心脏期前收缩的机制。如果心脏中有大量信号折返,形成无数个杂乱无章的兴奋点,会使心脏的工作细胞由同步协调收缩变为"群魔乱舞"状态,外观同颤抖状。

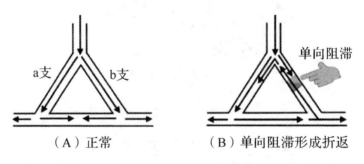

（A）正常　　　　　（B）单向阻滞形成折返

图 5-7　心脏内电冲动信号折返形成示意

心房发生颤抖,叫房颤,心房的收缩功能失效。心房与心室之间信号传递有房室结阻隔延迟。心房混乱的兴奋信号随机地传导到心室,心室的跳动变得没有节律。但只要心室有跳动,血液循环还是可以继续的,患者一般没有生命危险。

　　心室是最主要的机械收缩功能部位。如果心室内同时存在多个信号折返,并持续存在,那么心室失去协调收缩能力,变成颤抖样,即**室颤**(图 5-8),心脏不能够有效地搏出血液,这时死亡降临。研究表明,**大多数猝死的患者濒死前会发生室颤。消除室颤成为救命的关键。**

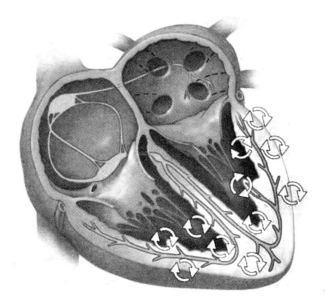

图 5-8　心室内同时存在多个信号折返,引起室颤

　　除颤仪释放的电流远大于生物电,让心脏所有细胞同时受到刺激,进入兴奋期,然后同时开始恢复。在恢复初始的 1～2 秒时间,所有的细胞都没有电活动。随后,如果

自律细胞功能还存在的话，它们应该会最先自发地开始兴奋，发出信号，并传导到整个心脏，于是心脏恢复正常节律（但不一定是恢复正常工作，后详）。**这个过程很像是给程序走入死循环的电脑进行关机重启。**除颤仪释放的电能大小在一定范围内，既保证有效除颤，又不会对心脏造成明显损伤。

与直流电不同，心肌被一定频率范围的交流电刺激后可以使心肌细胞电活动紊乱，诱发室颤。工频（50～60赫兹）交流电比较容易导致室颤，是触电致死的重要原因。频率非常高的交流电（如百万赫兹的射频）反而不会干扰心脏细胞的正常电活动。当然，大电流的热效应可以灼伤机体组织，足够大的热效应也可以致死。

三、除颤成功的条件与时机

电脑的硬件被烧毁或软件出现严重问题，重启往往解决不了问题。同样，心脏除颤的成功，必须具备一些客观条件。

心脏结构的完整以及心肌细胞内有最低限度的能源储存是心脏恢复正常节律的必要条件。因此，心肺复苏十分强调胸外心脏按压和人工通气的重要性，也强调尽早除颤。

如果你目击患者倒下，你身边有除颤仪，但只有你一个人可以施救，那么最佳的选择是立即除颤，不必先进行胸外心脏按压再除颤，这是因为可以确定心脏骤停刚发生，心肌还没有缺血缺氧太久。立即除颤成功率很高。

如果你目击患者倒下,而除颤仪不在随手可得的地方,你应该立即开始胸外心脏按压和人工通气,呼救并请其他人去取除颤仪。在除颤仪可以用之前,不要停止按压和通气。如果有两个人,一个人在贴电极等准备工作期间,另一个人不要停止按压和通气。通过外力产生的微弱循环,可以让心肌细胞的缺氧状况恶化得慢一些。

如果你没有目击患者倒下,不清楚患者倒下的时长,你应该立即呼救并从胸外按压开始急救,等待其他人带来除颤仪,同样在除颤仪准备期间,不要停止按压和人工呼吸。心跳呼吸停止一段时间的患者,抢救成功率可能比较低,但抢救的原则不变。

四、除颤与按压的配合

除颤后为什么要立即开始继续胸外按压?除颤可以恢复心脏的电节律,但不一定会恢复正常工作。有正常的电节律只是心脏正常工作的必要条件之一。经过一段时间的缺氧,即使电节律恢复,心脏的机械收缩可能非常微弱,无力满足循环需要,甚至心脏搏出的血液都无法满足心脏自身冠状动脉的需要。如果这时没有持续胸外按压的帮助,心脏的能量供应小于能量消耗,最终会再次发生心脏停搏。因此,每次除颤后,不论心电图是否恢复正常,都需要继续按压和人工呼吸(30:2)2分钟,然后再评估有无脉搏和呼吸。AED的提示会遵循这个原则。

五、电学知识在除颤中的应用

除颤仪内部的高压电,通过导线、电极片、皮肤、心脏和其他身体组织形成一个串联的电流回路。身体组织中血液和大多数细胞内含有盐类等电解质,比较容易导电。但是皮肤的角质层导电性较差,毛发几乎没有导电性。

电学知识告诉我们,串联电路中如果存在电阻很大的元件时,整个电路的电流强度就会变小。所以,如果电极片与皮肤贴合不好的话,除颤就可能失败。

电学知识还告诉我们,串联电路中,电阻最大的元件发热最厉害。所以,如果电极片与皮肤贴合不好的话,除颤时会发生皮肤烧伤。

还有一个电学概念叫电流密度,即单位面积上通过的电流强度。用较粗的导线来输送较大的电流可以避免导线烧毁。用较大的电极片与皮肤接触可以降低电阻,同时也降低皮肤承受的电流密度,避免皮肤烧伤。但如果电极片使用时没有完全贴合,翘边或中间留空气鼓包,则与皮肤有效贴合的面积变小,就可能造成皮肤烧伤或除颤失败。部分 AED 有电极片阻抗自动检测功能,如果电极片贴合不好,会发出"请检查电极片"的提示音。

如果患者有浓密的胸毛,可以适当调整贴电极片的位置,避开胸毛,或者看看 AED 箱内有没有提供剃刀。如果没有剃刀,而有不止一副电极片,可以用第一副电极片粘胸毛,用力扯下电极片以除掉一部分胸毛,然后用第二副电极片进行除颤。

除颤仪释放的高压电,也可以通过与患者接触而使施救者受到电击。因此必须强调电击时清场,保证操作者自己和附近的其他人不接触患者。伤员流出的血液、金属的担架等物品可导电,也不要碰触。水也是可以导电的,特别是含有盐分的海水。

如果患者在水中,请先将患者从水中拉出,解开衣服,将胸部的水擦干后再用 AED。如果患者倒在雪地里,只要确保胸部没有雪、没有水,就可以使用 AED。患者背部与积雪接触不影响除颤。

胸外心脏按压和其他方式对患者的触碰,可能会产生心电图干扰波,影响 AED 的分析。因此,分析节律时要暂停按压,不要碰触患者。

六、结语

除颤仪的应用,可大大提高心肺复苏的成功率。AED 的设计目标就是适用于非专业人员,操作简单,正确使用时对施救者是安全的,在有需要的情况下请大胆使用(图 5-9)。**危急关头出手救人,不管最后有没有成功,你都是英雄。**

相关理论可能比较复杂,但实际操作却简单易行。为了保证将来在紧急情况下不慌张,不犯错,模拟练习就非常重要。教学用 AED 模拟器(图 5-10)没有放电功能,对学员很安全。教员用遥控器控制模拟器。真实的 AED 是没有遥控器的。

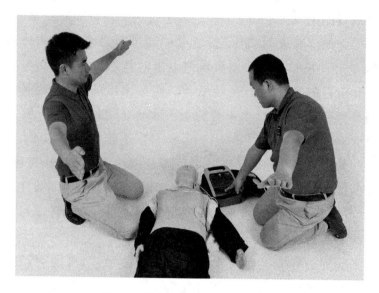

图 5-9 使用 AED 进行电击除颤

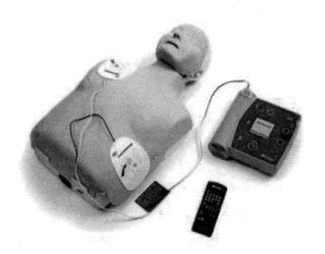

图 5-10 教学用 AED 模拟器,带有遥控器供教员使用

限于篇幅,许多内容没有详述。美国心脏协会《心肺复苏及心血管急救指南更新》(2015 版指南)可以在其官方网站看到:WWW. Heart. org/eccguidelines。有兴趣还可以参考一些医学书籍或网络资料。

(周大春)

第六章 气道开放、解除窒息 与人工呼吸

　　俗语"人活一口气"朴素和形象地说明了正常的呼吸（吸入含有氧气的空气、呼出二氧化碳）、足够的通气（每次吸入或呼出的气体要有足够的量，通常 8～10 毫升/千克，即约 400～600 毫升）和换气（即吸入肺内空气中的氧气能透过肺交换膜进入肺毛细血管输送至全身）是我们每一个人生存的前提条件。因此，进行心肺复苏（CPR）时，如果不及时开放气道并进行有效的人工呼吸，给患者有规律地输入一定量的空气（本质是氧气），CPR 就不可能获得成功。本次课程的重点就是给大家介绍 CPR 过程中施救者如何正确有效地开放气道、如何及时有效地解除患者可能存在的气道窒息、如何进行有效的人工呼吸。所谓人工呼吸，就是当成人、儿童或婴儿无有效自主呼吸时，施救者通过口对口、口对口鼻、口对面罩、球囊面罩等形式给患者进行有效的通气。

第一节　口对口人工呼吸

医院外的心脏停搏病例多数发生在家中、公共场所等，因此你可能需要对家庭成员、亲密朋友或者陌生的路人施行 CPR 并给予人工呼吸。本部分内容将介绍在没有携带面罩的情况下，你应如何给予患者口对口人工呼吸。通过我们的介绍和大家的认真练习，你将掌握如何在急救时实施正确的口对口人工呼吸技术。

一、成人口对口人工呼吸

口对口人工呼吸是为患者提供氧气的一种快速、有效的方法。施救者呼出的气体中含有约 17％的氧气和 4％的二氧化碳，但这种氧含量足以满足患者的需要。口对口人工呼吸的具体操作步骤见表 6-1。

表 6-1　口对口人工呼吸的具体操作步骤

步骤	操作方法
1	用仰头提颏法开放患者的气道
2	用拇指和食指捏住其鼻子（使用放在前额的手）
3	正常吸一口气（不必深吸），用张开的嘴唇封住患者的口周，使之完全不漏气（图 6-1）

续表

步骤	操作方法
4	给予 1 次呼吸(吹气约 1 秒钟)。给予呼吸时,请观察胸廓是否隆起
5	如果胸廓并未隆起,请重复仰头提颏法开放气道
6	给予第 2 次呼吸(吹气约 1 秒钟),同时观察胸廓是否隆起
7	如果尝试两次呼吸后,患者仍无法进行有效的通气,你应迅速恢复胸外按压,30 次按压后再次按步骤 1～6 给予人工呼吸(30 次按压∶2 次呼吸),5 组为一个周期,直至复苏成功或有正规急救人员接替。图 6-2 是不具备高级气道时双人实施 CPR 时的情景

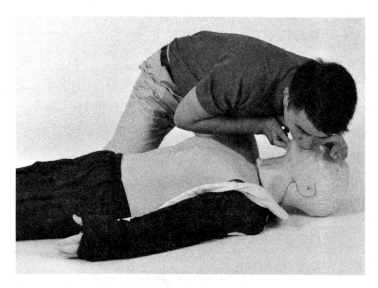

图 6-1 口对口人工呼吸

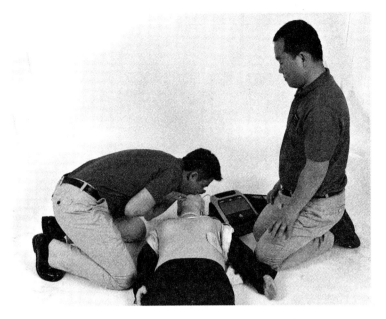

图 6-2 不具备高级气道时的双人 CPR

当你在现场实施 CPR 时,必须遵循上述操作步骤为患者施行口对口人工呼吸,才能保证为患者提供有效的通气(呼吸),这是患者能否成功获救的前提之一。

二、婴儿口对口鼻和口对口人工呼吸

婴儿和儿童人工通气的基本方法与成人相同,但也有一些细微的差别。表 6-2 列出了婴儿人工呼吸与成人的区别之处。

表6-2 婴儿人工呼吸与成人的区别

给予人工呼吸的技术	作 用
口对口鼻（首选方法）	● 维持仰头提颏，保持气道开放。 ● 将你的口张开放到婴儿的口和鼻子上，使之完全不漏气（图6-3）。 ● 对着婴儿的口鼻吹气（呼吸之间可暂停按压以利吸气），以便让每次人工呼吸均可使胸廓隆起。 ● 如果胸廓并未隆起，重复仰头提颏，重新开放气道，并尝试给予可使胸廓隆起的人工呼吸。可能需要在一定范围内调整婴儿的头部位置，以提供最佳的气道通畅度和有效的人工呼吸。气道开放时，给予2次人工呼吸，使胸廓隆起。有时可能需要多次尝试
口对口（如果你不能用你的口覆盖婴儿的口鼻，请使用该方法）	● 维持仰头提颏，保持气道开放。 ● 用拇指和食指紧紧捏住患者的鼻子。 ● 形成口对口密封。 ● 给予2次口对口人工呼吸。确保每次呼吸都能让胸廓隆起。 ● 如果胸廓没有隆起，重复仰头提颏法重新开放气道。可能需要在一定范围内调整婴儿的头部位置，以提供最佳的气道通畅度和有效的人工呼吸。气道开放时，给予2次人工呼吸，使胸廓隆起

三、如何预防人工呼吸时发生胃胀气的风险

如果在实施CPR时人工呼吸的速度太快或太用力、或者气道没有充分开放，吹入的气体可能进入胃部而不是肺部，这可能引起胃胀气。

在口对口、口对面罩或口对球囊面罩通气时，如果操作

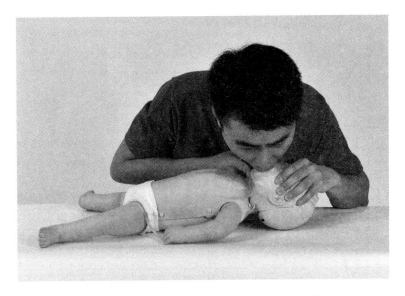

图 6-3 为婴儿患者实施口对口鼻人工呼吸

不当,不但不能提供有效的通气,还经常会发生胃胀气。胃胀气,特别是严重的胃胀气,可能导致严重的并发症,例如呕吐、误吸,特别是误吸可能导致气道梗阻和(或)吸入性肺炎,严重者可因此而造成 CPR 失败。施救者通过避免给予过于迅速、过于用力或过于大量的人工呼吸,同时通气时要尽可能保持气道开放,可减少胃胀气的发生风险。然而,进行 CPR 时,即使施救者正确地给予人工呼吸,也有可能会发生胃胀气。因此,为降低 CPR 时胃胀气的发生风险,操作时请注意:

(1)每次人工呼吸持续时间为 1 秒;

(2)吹气,直到患者胸廓隆起。

第二节　如何为成人、婴儿和 儿童正确实施人工呼吸

本节介绍如何为成人、婴儿和儿童 CPR 患者正确实施人工呼吸。对成人、婴儿和儿童实施人工呼吸的操作指南见表 6-3。

表 6-3　对成人、婴儿和儿童实施人工呼吸的操作指南

为成人实施人工呼吸	为婴儿和儿童实施人工呼吸
● 每 5 至 6 秒给予 1 次人工呼吸（每分钟 10 至 12 次人工呼吸）	● 每 3 至 5 秒给予 1 次人工呼吸（每分钟 12 至 20 次人工呼吸）
● 每次吹气 1 秒钟。 ● 每次呼吸应当产生明显的胸廓隆起。 ● 大约每 2 分钟检查 1 次脉搏	

注意：对于婴儿和儿童患者，在足够的吸氧和通气的情况下，如果脉搏仍＜60 次/分且伴有血流灌注不足的体征（如苍白、发绀、四肢湿冷、血压测不到等）时，应立即开始 CPR。

第三节 为具备高级气道的 CPR 患者进行人工通气

本节介绍如何为具备高级气道的 CPR 患者进行人工通气。

一、什么是高级气道

院前 CPR 中的高级气道通常是指气管导管、喉罩（laryngeal mask airway，LMA）、食管气管联合导管（combitube）等（图 6-4）。但通常这种高级气道的插入或置入需要由经过专业训练的医务人员进行。一般情况下 CPR 时第一目击者（家人、行人等）大多数为非医务人员，他们缺乏必要的置入高级气道的技术和设备（图 6-5、图 6-6），而且非医务人员参与的 CPR 现场通常也不具备这些高级气道。因此，在院前抢救行 CPR 时具备高级气道的患者较少。但是，即使没有高级气道，也照样可以进行 CPR（胸外心脏按压和口对口或口对口鼻人工呼吸），只要患者有良好的通气和施救者正确按压，患者就有生还的希望。

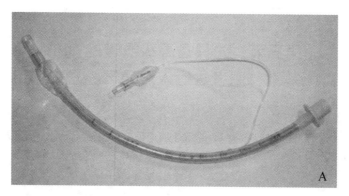

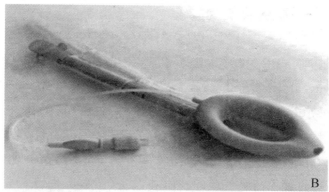

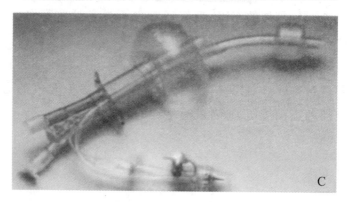

图 6-4　气管导管(A)、喉罩(B)、食管气管联合导管(C)

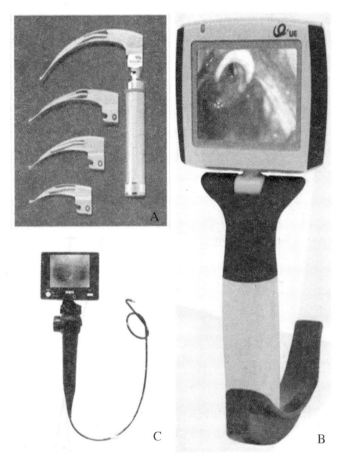

图 6-5　传统的喉镜(A)、视频喉镜(B)、纤维支气管镜(C)

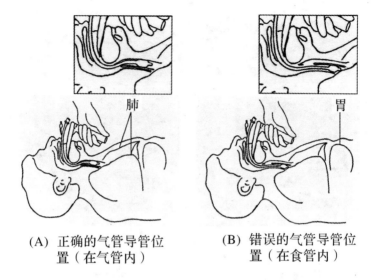

(A) 正确的气管导管位
置（在气管内）

(B) 错误的气管导管位
置（在食管内）

图 6-6　气管插管和气管导管的正确位置

二、置入或未置入高级气道进行 CPR 时双人施救的按压频率和比例

在双人施救 CPR 时的按压频率为每分钟 100～120 次（按压深度为 5～6 厘米）。在置入高级气道（例如喉罩等声门上气道或气管插管）前，施救者均需要暂停按压来进行人工呼吸。表 6-4 比较了置入或未置入高级气道进行 CPR 时按压和通气的组合。

表 6-4 置入或未置入高级气道进行 CPR 时按压和通气的组合

通气技术	按压和人工呼吸比（成人）	按压和人工呼吸比（婴儿和儿童）
无高级气道（图 6-2）（口对口、口对面罩、球囊面罩）	● 30 次按压,暂停按压后行 2 次人工呼吸。 ● 按压频率为每分钟 100～120 次。 ● 按压深度为 5～6 毫米	● 15 次按压（如果单人,则 30 次按压）,暂停按压后行 2 次呼吸。 ● 按压频率为每分钟 100～120 次。 ● 按压深度为胸部前后径的 1/3,大约相当于婴儿 4 厘米,儿童 5 厘米,对于青少年即应采用成人的按压深度,即 5～6 厘米
有高级气道（气管插管、喉罩、声门上气道）	● 按压频率为每分钟 100～120 次,无须暂停按压进行人工呼吸。 ● 每 6 至 8 秒给予 1 次人工呼吸（每分钟 8 至 10 次人工呼吸）	

三、特别注意

在行双人施救 CPR 时,一旦置入高级气道,进行人工呼吸时就不需要暂时停止胸外按压。每 6 至 8 秒给予 1 次人工呼吸（相当于每分钟 8 至 10 次人工呼吸,注意不要过度通气）,也就是说具备高级气道的双人 CPR,在胸外按压过程中,不应当暂停按压以进行人工呼吸。

呼吸停止是指没有呼吸（即呼吸暂停）。在呼吸停止和通气不足时,患者的心脏输出（流向全身的血液）量下降,并可通过触摸大动脉（颈总动脉、股动脉等）的脉搏检测到。当患者心率较慢时，如果不立即给予有效的人工呼吸，短时间内就可能发生心脏停搏。当患者没有呼吸或呼吸不足时，目击者必须立即开放气道并给予有效的人工呼吸，以预防心脏停搏和大脑及其他重要器官的缺血缺氧损伤。

第四节　解除窒息

本节主要介绍成人和 1 岁及以上儿童窒息的常见原因以及解除窒息（气道异物梗阻）的措施。通过学习和反复操作练习，学员能够掌握如何解除有反应或无反应的成人和 1 岁及以上儿童患者的窒息。

一、解除 1 岁及以上患者的窒息

（一）识别有反应的成人或儿童患者的窒息

气道梗阻的早期识别是抢救成功的关键。非常重要的一点是，应当特别注意将气道梗阻这种紧急情况与晕厥、脑卒中、心脏病发作、癫痫、药物过量或其他可导致突然呼吸窘迫但需要不同治疗方法的疾病相鉴别。经过一定培训的人员通常可以及时发现窒息的征象。表 6-5 介绍异物可能造成的轻度至重度气道梗阻的一系列症状及应对方法。

表 6-5　异物可能造成轻度至重度气道梗阻的一系列症状

	轻度气道梗阻	重度气道梗阻
体征	● 良好的气体交换。 ● 能够用力咳嗽。 ● 咳嗽时可能有哮鸣音。	● 气体交换不良或无气体交换。 ● 微弱、无力的咳嗽或完全没有咳嗽。 ● 吸气时出现尖锐的噪声或完全没有噪声。 ● 呼吸困难加重。 ● 可能发绀(变紫)。 ● 无法说话。 ● 用拇指和手指抓住自己的颈部是常见的窒息表现(图 6-7)
应对方法	● 只要能保证良好的气体交换,应鼓励患者继续任意咳嗽并努力呼吸。 ● 不要干扰患者自己尝试咳出异物,但需与患者待在一起,监测他或她的情况。 ● 如果轻度气道梗阻持续存在,应及时启动应急反应系统	● 询问患者是否窒息。如果患者点头同意但无法说话,表明已发生严重的气道梗阻,你或目击者必须设法尝试解除气道梗阻

家人、公众或任何目击者可以通过"常见的窒息表现"(图 6-7)来判断患者是否窒息、是否需要帮助。

(二)解除有反应的 1 岁及以上患者的窒息

使用腹部快速按压[哈姆立克(Heimlich)手法]解除 1 岁及以上有反应患者的窒息。但切勿使用腹部快速按压的方法解除婴儿的窒息。

每次快速按压时,都应以解除梗阻为目的。可能需要多次重复快速按压,才有可能清除气道异物。如表 6-6 所示

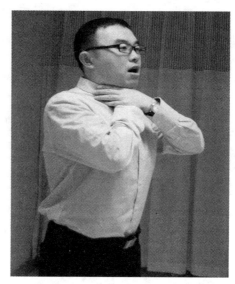

图 6-7　窒息患者的常见表现

步骤为对站立或坐下的有反应成人或儿童实施腹部快速按压[即哈姆立克(Heimlich)手法]以解除梗阻(图 6-8)。

表 6-6　哈姆立克手法操作步骤

步骤	操　作
1	站在或跪在患者身后,并将双手环绕在患者腰部(图 6-8)
2	一手握拳
3	将握拳的拇指侧紧抵患者腹部,位于脐上和胸骨下的腹中线上
4	另一只手握住攥拳的手,向上快速按压患者腹部
5	反复快速按压,直到把异物从气道内排出来或患者失去反应
6	每一次新的快速按压都应该有独立的明确操作,以便于解除梗阻

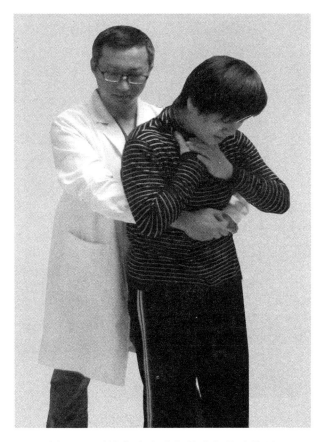

图 6-8　对站位患者进行的腹部快速按压
（哈姆立克手法）

特别注意：如果患者怀孕或肥胖，可通过实施胸部快速按压法取代腹部快速按压法解除梗阻（图 6-9）。

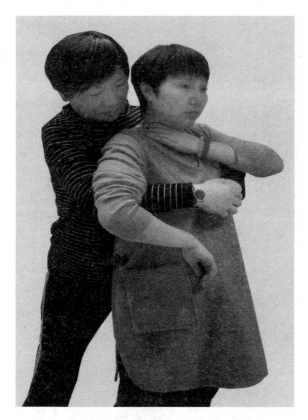

图 6-9　胸部快速按压法
（适用于怀孕或肥胖患者）

（三）解除无反应的 1 岁及以上患者的窒息

窒息患者最初可能有反应，如果不能立即有效解除梗阻，就可能迅速发展为无反应。在这种情况下，目击者或施救者要设法了解或明确造成患者症状的原因是否是窒息，你需要及时检查患者咽部并发现可能存在的异物。

一旦发现窒息且患者变得没有反应，应立即启动应急反应系统,同时让失去反应的患者平躺在地上,从胸外按压开始 CPR(不要检查脉搏)。

对于成人或儿童患者,当你每次开放气道给予人工呼吸时,应尽量张开患者的口并检查有无异物。如果你看到容易去除的异物,可用手指将其去除。如果你没有发现异物,就继续进行心肺复苏。在进行约 5 个周期(即 30 次按压:2 次人工呼吸)或 2 分钟的心肺复苏后,如果还没有人启动应急反应系统,请立即启动应急反应系统。

如果你是窒息患者的第一个目击者且他(她)可能没有反应,在这种情况下,你可能不知道他(她)是否存在气道梗阻,此时应立即启动应急反应系统并开始 CPR(C-A-B 程序)。

(四)解除无反应的 1 岁及以上患者窒息后的措施与程序

如果出现以下情况,可以确定你已经为无反应的患者成功解除了气道梗阻:当你给予人工呼吸时,可感觉到空气流动并看到患者胸廓隆起;或(和)发现异物并从患者咽部移除异物(如义齿、食物、呕吐物等)。

当你成功解除一名无反应患者的窒息后,应立即对他(她)进行下一步的检查与评估,这个过程和对待其他所有无反应患者的处理过程(即检查反应、呼吸和脉搏)完全一样。如有需要,需立即提供有效的 CPR 或人工呼吸(有脉搏但无呼吸或呼吸微弱)。如果患者有反应,则应鼓励患者立即去正规医疗单位就诊并详细检查,以明确或排除患者是否合并因腹部快速按压(哈姆立克手法)导致的并发症(肠破裂等)。

二、解除婴儿窒息

本小节主要介绍如何解除婴儿窒息(气道异物梗阻)的步骤。有关解除 1 岁及以上患者窒息的相关内容,参见本章第四节之"解除 1 岁及以上患者的窒息"。通过这部分内容的学习和反复练习后,学员将可熟练掌握如何为有反应或无反应婴儿解除窒息。

(一)识别有反应婴儿的窒息

气道梗阻的早期识别是抢救成功的关键。经过培训的人员或观察者通常可以发现窒息的征象。

气道异物可能导致婴儿轻度至重度气道梗阻并可出现一系列相应的症状(表 6-7)。

表 6-7 气道异物可能导致的症状以及施救措施

	轻度气道梗阻	重度气道梗阻
体征	● 良好的气体交换。 ● 能够用力咳嗽。 ● 咳嗽时可能有哮鸣音	● 气体交换不良或无气体交换。 ● 微弱、无力的咳嗽或完全没有咳嗽。 ● 吸气时出现尖锐的噪声或完全没有噪声。 ● 呼吸困难加重。 ● 可能发绀(变紫)。 ● 不能哭或没有哭声

续表

	轻度气道梗阻	重度气道梗阻
施救者措施	● 不要干扰患者自己尝试咳出异物的尝试,但需与患者待在一起,监控他或她的情况。 ● 如果轻度气道梗阻持续存在,应立即启动应急反应系统	● 如果患儿不能发生任何声音或不能呼吸,提示发生了严重的气道梗阻,你必须尝试设法解除他或(她)的气道梗阻

(二)解除有反应婴儿的气道窒息

如果要从婴儿气道中清除异物,需结合拍背和胸部快速按压的方法,而腹部快速按压法(哈姆立克手法)不适用于婴儿窒息的解除。解除有反应婴儿窒息的具体步骤见表 6-8。

表 6-8　解除有反应婴儿窒息的操作步骤

步骤	操　作
1	跪下或坐下,并将婴儿放在你的膝盖上
2	如果方便,将婴儿胸部的衣服脱去
3	使婴儿脸向下,使其头部略低于胸部,并让其头部靠在你的前臂上,用你的手托住婴儿的头部和下颌(注意避免压迫婴儿喉部的软组织),然后将你的前臂靠在自己的膝盖或大腿上以支撑婴儿
4	用你的手掌根部,在婴儿的肩胛骨之间用力拍背 5 次(图 6-10A)。每次都用足够的力量拍打,以尝试清除异物

续表

步骤	操　作
5	在进行 5 次拍背后,将你的空手放在婴儿背部,并用手掌托住婴儿后脑。婴儿将被完全抱在施救者的两个前臂之间,其中一只手掌托住婴儿的脸部和下颌,另一只手掌则托住婴儿的后脑
6	小心托住婴儿的头部和颈部,同时将婴儿全身翻转过来。抱住婴儿,将其脸朝上,施救者的前臂则靠在自己的大腿上,保持婴儿的头部低于其躯干
7	在婴儿胸部中央的胸骨下半部行最多 5 次快速往下的胸部按压(图 6-10B)(操作与 CPR 中的胸外按压相同)。以每秒钟 1 次的速率进行胸部快速按压,每次都可以产生足够的力量以达到清除异物的目的
8	重复最多 5 次拍背和 5 次胸部快速按压的程序,直到异物清除或婴儿变得没有反应

(三)解除无反应婴儿的窒息

切勿盲目地用手指去清除婴儿或儿童口、口咽部或咽喉部的异物,因为这种操作可能将异物推入气道,从而造成进一步的梗阻或损伤。如果窒息婴儿在施救过程中变为无反应,则应停止拍背或胸部快速按压,立即开始 CPR。

如需解除无反应婴儿的窒息,请进行如表 6-9 所示操作步骤。

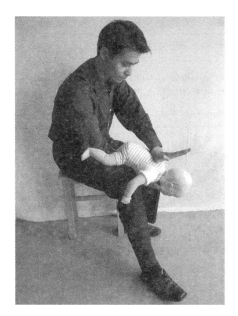

(A) 拍背

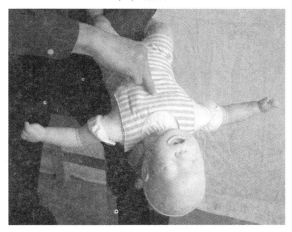

(B) 胸部快速按压

图 6-10 解除婴儿的窒息

表 6-9　解除无反应婴儿窒息的操作步骤

步骤	操　作
1	呼叫帮助。如果有人回应,则立即让该人去启动应急反应系统,同时迅速将婴儿置于坚硬、平坦的表面并开始 CPR(从按压开始)
2	按压 30 次后开放气道行人工呼吸时,请检查咽后部是否有梗阻的异物,如果发现有异物且容易取出时,则将其取出
3	进行大约 2 分钟(5 个循环或周期)的 CPR(C-A-B 程序)后,启动应急反应系统(如果尚无人启动)以尽快取得协助

(孙建良)